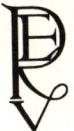

rororo gesundes leben
Lektorat Heike Wilhelmi

NICOLE RONSARD

Das Anti-Cellulite-Erfolgsprogramm

Deutsch von
Petra Sporbeck-Hörning

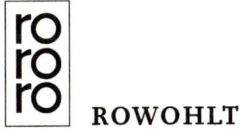

ROWOHLT

Meinem Sohn, meinem besten Freund.
Deine Beherztheit und deine Stärke haben mich inspiriert.
Du hast mir stets nur Freude bereitet.

Veröffentlicht im Rowohlt Taschenbuch Verlag GmbH,
Reinbek bei Hamburg, März 1997
Die amerikanische Originalausgabe erschien 1992
unter dem Titel «Beyond Cellulite» bei Villard Books, New York
«Beyond Cellulite» Copyright © 1992 by Nicole Ronsard
«Das Anti-Cellulite-Erfolgsprogramm» Copyright ©
1993 by Mosaik Verlag GmbH, München
Umschlaggestaltung Barbara Thoben
(Fotos: The Image Bank / Gio Barto)
Satz Joanna (Linotronic 500)
Gesamtherstellung Clausen & Bosse, Leck
Printed in Germany
1690-ISBN 3 499 60370 5

Inhalt

Teil II
Das Anti-Cellulite-Programm

Was es mit der Cellulite und diesem Buch auf sich hat

Cellulite ist der Alptraum jeder Frau. Und fast jede Frau, nämlich etwa neunzig Prozent aller Frauen über sechzehn Jahren, leidet heute auch in einem gewissen Maß an dieser unschönen Hautveränderung. Seit Erscheinen meines letzten Buchs stand die Cellulite im Mittelpunkt zahlreicher Diskussionen und Untersuchungen und wurde zum äußerst beliebten Gesprächsthema unter Frauen und in den Medien. Tatsächlich entstand ein ganz neuer Markt mit Produkten zur Behandlung der Cellulite, wie Cremes, Lotionen und Massagehandschuhen.

In diesem Buch sollen alle Fakten rund um das Thema Cellulite ausführlich behandelt werden. Vor allem aber versuche ich hier, eine ausführliche Anleitung zu geben, wie sich dieses lästige Problem ein für allemal beseitigen läßt. So bin ich doch fest davon überzeugt, daß jede Frau die Figur bekommen kann, die sie sich wünscht. Unabhängig davon, wie weit fortgeschritten Ihre Cellulite ist, können Sie sie mit Hilfe des von mir entwickelten Programms besiegen oder zumindest unter Kontrolle halten.

Das wichtigste ist zunächst einmal, alle Faktoren kennenzulernen, die an der Entwicklung der Cellulite beteiligt sind – von den Frühstadien bis hin zu den fortgeschrittenen bzw. hartnäckigeren Formen. Haben Sie erst einmal erkannt, was da eigentlich falsch gelaufen ist – ich nämlich halte die Cellulite eher für eine Art «Störung» als für eine natürliche Veranlagung –, dann können Sie auch etwas dagegen unternehmen. Man muß sich stets vor Augen halten, daß es sich bei der Cellulite um ein *Syndrom* handelt, das Resultat einer Kombination von Faktoren, die alle zur Entstehung jener Dellen und Beulen im Bereich der Oberschenkel und des Gesäßes beitragen. Aus diesem Grund ist hier auch ein *systemischer* bzw. *ganzheitlicher* Behandlungsansatz nötig.

Cellulite wurde mehrfach als reine Ansammlung von Fettdepots beschrieben. Hierzu möchte ich an dieser Stelle nur soviel sagen, daß Cellulite zwar häufig, jedoch nicht zwangsläufig mit Übergewicht einhergeht. Tatsächlich nämlich leiden schlanke Frauen genauso häufig an Cellulite, und bei manch einer, die angezogen wirklich gut aussieht, verbirgt sich unter der Kleidung eine ziemlich stark ausgeprägte Orangenhaut, die um so deprimierender ist, als hier kein überschüssiges Fett abgebaut werden kann. Cellulite scheint alle Frauen gleich zu behandeln, gleichgültig, welcher Altersstufe oder Figur. Das schöne an dem Anti-Cellulite-Programm ist, daß es in Fällen, in denen es wünschenswert oder sogar notwendig ist, automatisch auch zu einer Gewichtsabnahme führt. Wer bereits sein Idealgewicht hat, dem hilft dieses Programm, es auch mühelos zu halten.

Cellulite spiegelt einen aus dem Gleichgewicht geratenen Körper wider, einen Körper, der seine natürliche Harmonie verloren hat. Und hierbei spielen verschiedene Faktoren eine Rolle; ganz allgemein kann man unseren Lebensstil dafür verantwortlich machen. Führen wir uns einen Moment lang den alltäglichen Raubbau vor Augen, den wir mit unserem Körper treiben: Wir essen zuviel, in Hetze und ohne uns Zeit zur Verdauung zu lassen, wir essen wahllos alles, wenn wir hungrig sind, und manchmal auch, wenn wir es nicht sind. Wir geben wider besseres Wissen Heißhungerattacken nach. Wir trinken zuviel Alkohol und rauchen – mal aus gesellschaftlichen Gründen, mal um unseren Streß zu bekämpfen. Oft pflegen wir – ob nun umstandshalber oder freiwillig – eine vorwiegend sitzende Lebensweise. Fast alles, was wir als Erwachsene tun, ob wir nun am Schreibtisch oder im Restaurant sitzen, uns auf Cocktailpartys amüsieren, uns am Strand oder vor dem Fernseher räkeln, kann nach einer gewissen Zeit Probleme verursachen.

Anders ausgedrückt: Cellulite entsteht nicht über Nacht. Genau wie Falten oder Übergewicht entwickelt sie sich langsam und schleichend, bis wir plötzlich eines Tages mit Entsetzen die

Veränderung an uns feststellen. Anstatt jetzt aber mit Panik zu reagieren oder in Depressionen zu verfallen, müssen wir aktiv werden und einen Aktionsplan aufstellen, dessen einzelne Maßnahmen der Physiologie des menschlichen Körpers Rechnung tragen. Die Arbeit mit dem Körper und nicht gegen ihn ist wichtigster Bestandteil dieses Programms.

Zu dem gestörten Gleichgewicht kommt es durch Fehler in der Lebensführung, genauer, durch eine Störung in der sogenannten inneren Umwelt des Körpers, das heißt im Zellmilieu. Diese Innenwelt besteht aus Flüssigkeiten, in denen all unsere Körperzellen schwimmen. Dieses flüssige Medium, das unseren Zellen Nährstoffe zuführt und deren Abfallprodukte abtransportiert, ist nicht nur im wesentlichen mit dafür verantwortlich, wie wir aussehen und uns fühlen, sondern bestimmt auch mit über die endgültige Form, die unser Körper annimmt. Die Cellulite ist also durch eine Störung dieses sämtliche Zellzwischenräume ausfüllenden Flüssigmediums charakterisiert. Hieran beteiligt sind im wesentlichen zwei Faktoren: der *Lymphkreislauf*, der langsame und gleichmäßige Fluß dieser Flüssigkeit, und der *Gewebemineralstoffhaushalt*, vor allem von Natrium und Kalium. Eine Leistungseinschränkung einer dieser beiden Formen führt zu einer Art Stauungszustand, der den Grundstein für die Cellulite legt.

Unser Ziel ist es, diesen Stauungszustand aufzuheben, für einen ungehinderten Fluß zu sorgen und somit die für die Cellulite charakteristischen Beulen und Dellen zu beseitigen. Bestandteile meines Anti-Cellulite-Programms sind eine vernünftige Ernährung, ausreichende körperliche Betätigung, Körperpflege, Streßbewältigung und Visualisierungstechniken. Strikte und engagierte Befolgung dieses Programms ist der einzig sichere Weg für eine dauerhafte Rückbildung einer bereits bestehenden Cellulite. Wunderkuren gibt es bis dato leider noch keine. So gern wir auch alle an eine Wunderpille, -creme oder ein sonstiges Allheilmittel glauben würden, so läßt sich Cellulite doch nur von innen heraus heilen. Gott sei Dank, muß man hier schon sagen;

denn wenn wir uns richtig ernähren, uns regelmäßig körperlich betätigen, unseren Streß kontrollieren und auf unseren Körper achtgeben, dann tun wir uns damit selbst den größten Gefallen und profitieren davon in jeder erdenklichen Weise. Unser Ziel soll letztlich sein, unsere Gesundheit und Vitalität insgesamt zu verbessern, derweil wir unsere Hautwellen, -beulen und -dellen beseitigen. Das Ergebnis wird einschneidend und dauerhaft sein.

Daß Ihre Cellulite bereits nach sechs Wochen oder Monaten wie durch Zauberhand verschwunden sein wird, kann ich Ihnen zwar nicht versprechen, daß Sie jedoch bei gewissenhafter Befolgung meiner Ratschläge – und ich habe mein Programm extra äußerst flexibel gestaltet – von den Ergebnissen entzückt sein werden, ist sicher.

Das beste am Ganzen ist jedoch, daß Sie nun – und für den Rest Ihres Lebens – endlich die Verantwortung für Ihre Figur und Gesundheit selbst in die Hände genommen haben.

Teil I

Rund um die Cellulite

Kapitel 1
Das Cellulite-Syndrom

In Frankreich, dem Land, in dem die Frauen bereits seit Jahrzehnten ein ausgeprägtes Cellulite-Bewußtsein haben, wurde das, was wir heute als Cellulite bezeichnen, bereits mit verschiedenen anderen Bezeichnungen versehen, so etwa mit Lipodystrophie und Hydrolipodystrophie sowie *graisse parasite* (inaktives Fett) und *graisse rebelle* (hartnäckiges Fett). Keiner dieser Begriffe jedoch wurde je so populär wie der der Cellulite bzw. Cellulitis oder Zellulitis (die frühere, falsche Bezeichnung), ein Terminus technicus, der heute aus dem Bereich der Schönheits- und Gesundheitspflege nicht mehr wegzudenken ist und den auch ich in diesem Buch verwenden will.

Was aber steckt hinter diesem Begriff? Nicht mehr und nicht weniger als das lästige Figurenproblem der Orangenhaut, die sich, in mehr oder minder starker Ausprägung, durch wellige und schwammige Hautareale vorwiegend im Bereich der Oberschenkel und des Gesäßes bemerkbar macht.

Bei der Cellulite handelt es sich im wesentlichen um eine Störung des natürlichen Stoffwechsels – aus diesem Grund spricht sie auch auf eine Behandlung von innen heraus und nicht auf äußere Anwendungen allein an. Zwar bildet sich die Cellulite im Fettgewebe, und doch ist sie keine Sonderform von Fett. Sie kann, muß aber nicht mit Übergewicht einhergehen, und selbst die dünnsten, körperlich noch so aktiven Frauen können an ihr leiden. Also kann überschüssiges Fett zwar ein Kofaktor beim Cellulite-Syndrom sein, es spielen jedoch auch noch andere Faktoren eine Rolle. Es müssen erst mehrere ungünstige Umstände gemeinsam vorliegen – und genau das macht ja auch ein Syndrom aus – und so zu einer Gleichgewichtsstörung im Körper führen, bevor wir eine Cellulite überhaupt erkennen.

Schlüsselfaktoren bei der Cellulite-Entstehung

Am Entwicklungsprozeß der Cellulite sind verschiedene Faktoren beteiligt. Bei diesen von mir genannten «Schlüsselfaktoren» handelt es sich um folgende:

Hautstruktur

Direkt unter der Epidermis, das heißt der äußeren Zellschicht der Haut, befindet sich das lockere Bindegewebe, das sich zusammensetzt aus Zellen, vornehmlich Fettzellen, die Energie speichern, und Fibroblasten, die Kollagen synthetisieren; den Faserstoffen Kollagen und Elastin, einem netzartigen Geflecht, das der Haut Stabilität und Elastizität verleiht; und schließlich der Grundsubstanz oder Matrix, der gallertartigen «Kitt»-Substanz, die alles zusammenhält. Eingeschlossen sind diese verschiedenen Komponenten von Blut- und Lymphgefäßen sowie Nervenendigungen. Ein harmonisches Gleichgewicht in diesem Hautbereich ist Voraussetzung für das glatte und feste Aussehen unserer Haut. Dieses Gleichgewicht kann jedoch, wie wir noch sehen werden, leicht gestört werden.

Lokalisierung

Die besonders cellulitegefährdeten Bereiche, nämlich Oberschenkel und Gesäß, zeichnen sich bei der Frau durch eine dickere, schwammigere sowie lockerere – und somit auch «riß»gefährdetere – Gewebestruktur aus. Auch lagert sich überschüssiges Fett vorzugsweise hier ab. Hierbei handelt es sich nicht etwa um ein willkürliches, sondern um ein durch unsere Hormone bereits genetisch festgelegtes Geschehen. Wir haben es hier mit denselben hormonellen Faktoren zu tun, die auch die Wasserretention, die eine Cellulite noch verschlimmern kann, begünstigen.

Kreislauf

Eine schlechte Durchblutung in den celluliteanfälligen Bereichen führt zu einem Stauungszustand: Die Durchlässigkeit der Kapillaren nimmt zu, wodurch es zur Flüssigkeitsansammlung in den dünnen Zellzwischenräumen kommt. Der Blutkreislauf in den Kapillaren, auch Mikrozirkulation genannt, muß reibungslos funktionieren, damit ein optimaler Nährstoffaustausch und ein minimaler Flüssigkeitsstau garantiert sind. Eine verbesserte Mikrozirkulation ist eines der Hauptziele in unserem Anti-Cellulite-Programm.

Muskeln

Ein verringerter Muskeltonus ist eine der Hauptursachen der Cellulite. Cellulite entwickelt sich typischerweise in Gebieten mit zuwenig beanspruchten und unterentwickelten Muskeln. Ein verringerter Muskeltonus etwa im Gluteus, dem großen Gesäßmuskel, führt zu dessen Erschlaffung, wodurch die so typische Ausbuchtung oben an den Oberschenkeln verschlimmert wird oder gar erst entsteht. Durch Kräftigung der Gesäßmuskulatur können wir den Oberschenkel «liften» und ihn damit straffer und glatter aussehen lassen.

Ernährung

Nicht die Menge an Nahrungsmitteln, die wir uns zuführen, allein ist verantwortlich für die Cellulite, sondern vielmehr ihre Beschaffenheit. Ein Mangel an essentiellen Nährstoffen – das Ergebnis einer falschen Nahrungsmittelauswahl, nachlässiger Eßgewohnheiten und sonstiger Ernährungsfehler – wird über kurz oder lang eine Störung des Zellstoffwechsels bewirken und eine Kettenreaktion auslösen, die direkt zur Cellulite führt. So ist beispielsweise ein Kaliummangel und/oder eine überhöhte Natriumzufuhr eine der Hauptursachen für die Flüssigkeitsansammlung im Gewebe, durch die Cellulite charakterisiert ist. Klassischerweise führen wir uns über die Ernährung mehr Natrium als Kalium zu und gefährden so das empfindliche Gleichgewicht, das zwischen diesen beiden essentiellen Mineralstoffen gewahrt werden muß. Wichtiger Bestandteil unseres Ernährungsprogramms wird es sein, die Kaliumzufuhr zu maximieren und dafür die Natriumaufnahme zu minimieren, um so ein ausgewogenes Verhältnis zu schaffen.

Streß

Das reibungslose Funktionieren unseres Körpers und damit seine Gesundheit hängen im wesentlichen von der Leistungsfähigkeit der essentiellen Körperfunktionen Verdauung, Kreislauf, Atmung und Stoffwechsel ab. All diese Funktionen können durch Streß in mehr oder minder starkem Maß beeinträchtigt werden. Darüber hinaus wirkt sich Streß negativ auf unsere endokrinen Drüsen, hier speziell auf die Nebenniere, aus, die unseren Wasserhaushalt reguliert. Und schließlich führt Streß bei den sogenannten «Streßessern» unter uns zur Überernährung. Das heißt also, daß sämtliche physiologischen Körpervorgänge durch Streß, Anspannung und Angst aus dem Gleichgewicht gebracht werden können. Die zwei verheerendsten Folgen davon sind Cellulite und vorzeitiges Altern.

Alter

Mit dem Alter setzt der natürliche Verschleiß unseres Bindegewebes ein. Die Haut verliert an Elastizität, vor allem bei mangelnder Bewegung und/oder Übergewicht. Zwar gibt es keine bestimmte Altersgrenze, ab der sich eine Cellulite zu entwickeln beginnt, wohl aber lassen sich bestimmte kritische Lebensabschnitte herausstellen, in denen der Cellulite schwerpunktmäßig der Weg bereitet wird. Das Alter allein ist also kein Maßstab für Cellulite, die vielmehr die Summe aller schlechten Gewohnheiten ist.

Schwerkraft

Wenn wir unserem Gewebe wiederholt Volumensänderungen zumuten, dies vor allem durch übertriebene Abmagerungskuren, dann dankt uns das die Haut und das darunterliegende Stützgewebe, indem es sich dehnt und so dem Zug der Schwerkraft nachgibt. Diese Hauterschlaffung ist Bestandteil der Cellulite und läßt sie sichtbarer zutage treten.

Es liegt in Ihrer Hand

Ich hoffe, Sie beginnen mittlerweile zu verstehen, daß hinter der Cellulite System steckt und wie sie sich entwickelt. Und hoffentlich beginnen Sie auch zu begreifen, daß die Lösung des Problems bei Ihnen liegt. Da Cellulite im wesentlichen als Ergebnis einer Reihe von Fehlern in unserer Lebensführung gelten kann, können wir auch ihre Entwicklung beeinflussen und so in ein System, das durch Fehlverhalten und Mißbrauch unterminiert wurde, möglicherweise wieder Ordnung bringen. In den folgenden Kapiteln will ich Ihnen erklären, wie Sie eine Cellulite rückbilden und ihrer Neubildung vorbeugen können.

Männer und Cellulite

Auch wenn die Cellulite im allgemeinen als typisch weibliches Phänomen gilt, können doch auch Männer an ihr leiden. Tatsächlich tun dies die meisten Männer, ohne sich dessen bewußt zu sein – vielleicht deshalb, weil sie beim Mann an anderen Stellen lokalisiert ist und auch anders aussieht als bei der Frau.

Die Fettverteilung ist hormonell festgelegt. Während sich überschüssiges Fett bei der Frau an Hüften und Oberschenkeln ablagert, setzt der Mann vornehmlich um die Taille herum an. Die «Rettungsringe», von denen die meisten Männer geplagt sind, sind tatsächlich eine Spielart der Cellulite. Das dürfte eigentlich nicht weiter überraschen, wenn man bedenkt, daß auch dem männlichen Körper mit denselben Fehlern in der Lebensführung übel mitgespielt wird.

Das Bindegewebe des Mannes ist genauso anfällig für Veränderungen in den oben angesprochenen essentiellen Körperfunktionen wie das der Frau, so daß dieselben Faktoren oder zumindest viele eben dieser Faktoren auch beim Mann zu dem Stauungszustand führen, der Cellulite verursacht. Wie wir noch in Kapitel 3 sehen werden, haben schlechte Ernährungsgewohnheiten, eine vornehmlich sitzende Lebensweise, Streß, Mangeldurchblutung und zu enge Kleidung hartnäckige Fettpolster und Cellulite zur Folge. Darüber hinaus widersetzen sich diese Verformungen genauso widerspenstig allen Beseitigungsversuchen wie die Dellen an den weiblichen Hüften und Oberschenkeln.

Selbst Männer, die regelmäßig Sport treiben und sich selbst als in guter Form bezeichnen, haben mit diesen Rettungsringen zu kämpfen. Die Problemstellen liegen, kurz gesagt, in den Bereichen, in denen die Muskeln zuwenig beansprucht werden. Eine schlechte Haltung ist dem Ganzen sicherlich auch nicht gerade förderlich und kann von daher als erschwerender Kofaktor betrachtet werden.

Die Tatsache, daß sich diese Beulen und Dellen auch beim schlanken Mann entwickeln – und sich als derartig resistent gegen Diät und körperliche Bewegung erweisen –, bestätigt einmal mehr, daß wir es hier nicht einfach nur mit Fett zu tun haben. Und bei genauerer Betrachtung des Entwicklungsprozesses der Cellulite und ihrer Ursachen wird auch klar ersichtlich, warum von diesem Problem Männer wie Frauen betroffen sein können.

Daß die Cellulite beim Mann anders in Erscheinung tritt, hat mit seiner Bindegewebsstruktur zu tun. Frauen haben lockereres und im allgemeinen mehr Gewebe. Männer kommen oft um eine sichtbare Hautverformung herum, weil sie von Natur aus ein strafferes Unterhautgewebe sowie eine dickere Haut haben.

Frauen sind also nicht die einzigen Opfer dieses so häßlichen Figurproblems. So liegt es denn auch auf der Hand, daß Männer von einem Programm, das die Ursachen direkt mittels Ernährungsumstellung und anderer Veränderungen in der Lebensweise bekämpft, genauso profitieren.

Kapitel 2
Cellulite unter der Lupe

Ein Blick unter die Haut

Der menschliche Körper ist ein wahres Wunderwerk. Keine Maschine, nicht einmal der komplizierteste und hochentwickeltste Computer, kann so präzise und zweckmäßig funktionieren wie der menschliche Körper. Und er funktioniert auch noch vierundzwanzig Stunden am Tag, während unserer Wach- wie Schlafphasen, unser Leben lang. Das einzige, was wir dazu beitragen müssen, ist, ihn mit den nötigen Rohstoffen zu versorgen und richtig zu «warten».

Tun wir einmal so, als könnten wir in die Gewebsschicht, in der sich die Cellulite entwickelt, einen Blick werfen. Wäre dies auch nur einen kurzen Moment lang möglich, würden wir nicht nur Überraschendes, sondern auch ausgesprochen Nützliches über die Funktionsweise unseres Körpers allgemein lernen.

Könnten wir diese Gewebsschicht hundertfach vergrößern und sie dann eine Weile in Aktion beobachten, würden wir zahlreiche Dinge gleichzeitig ablaufen sehen, von denen alle lebenswichtig für Zellen und Gewebe sind. Um, wie wir es vorhaben, den Cellulite-Prozeß verstehen zu lernen, wollen wir uns all diese Funktionen im einzelnen anschauen.

Kapillaren

Jeder von uns hat etwa zehn Milliarden Kapillaren mit einer Gesamtoberfläche von mehr als 500 Quadratmetern. Und genau in diesen feinen Blutgefäßen, die die Zellen umgeben, findet die wichtigste Funktion der Durchblutung statt, nämlich der Austausch von Nährstoffen und zellulären Abfallprodukten zwischen dem Gewebe und dem zirkulierenden Blut. Werden diese

Vitalfunktionen gestört, kann zuviel Flüssigkeit aus den Kapillaren in den Interzellularraum austreten. Diese erhöhte Kapillarpermeabilität bereitet der Cellulite den Weg.

Gewebszwischenräume

Ein Sechstel unseres Körpers besteht aus Zellzwischenräumen. Da die Nährstoffe vom Blut in die Zelle über das jede Zelle umgebende flüssige Medium gelangen, ist es wichtig, daß die Zellen eng beieinanderliegen und der Abstand zwischen Kapillaren und Zellen auf ein Minimum reduziert bleibt. In den dünnen Zellzwischenräumen, dem Interstitium, sollte nicht mehr Flüssigkeit als nötig enthalten sein, um eine gesunde, saubere «innere Umwelt», in der ein effizienter Austausch zwischen Nährstoffen und Schlackenstoffen möglich ist, aufrechtzuerhalten. Liegt zuviel Flüssigkeit vor, werden die Zellen auseinandergedrängt, und der Abstand zwischen den einzelnen Zellen sowie zwischen Zellen und Kapillaren vergrößert sich. Der Stoffwechselaustausch wird damit schwieriger. Gestautes Gewebe ist ineffizientes Gewebe.

Faktor Kalium

Es verhält sich nun nicht so, daß Sauerstoff und Nährstoffe direkt von den Kapillaren zu den Zellen gelangen. Vielmehr verteilen sie sich in der Interstitialflüssigkeit und werden von dort von den Zellen aufgenommen. Die Abfallprodukte nehmen denselben Weg, nur in umgekehrter Richtung. In Gang gehalten wird dieser Prozeß im wesentlichen durch das Miteinander zweier im Gewebe vorliegender Mineralstoffe, nämlich Natrium und Kalium. Diese beiden arbeiten gemeinsam als «Pumpe», die Nährstoffe in die Zellen und Abfallstoffe aus ihnen herausbefördert. Ein Stauungszustand in diesen Geweben schwächt diesen überaus wichtigen Mechanismus, der auch als «Natrium-Kalium-Pumpe» bezeichnet wird, und beeinträchtigt den Stoffwechselaustausch. Dies führt zu einer Gewebsverschlackung und damit zu einer weiteren Beeinträchtigung des Stoffaustauschs und zu einem verlangsamten Zellstoffwechsel.

Dem Körper sollte eine ausreichende Menge Natrium mit einer ausgewogenen und gesunden Ernährung zugeführt werden. Führen wir dem Körper aber mehr Natrium zu als nötig – was heute bei dem Ernährungsverhalten der meisten Menschen der Fall ist –, führt dieser Natriumüberschuß im Körper nicht nur zu einer Wasserretention, sondern auch zu einer verlangsamten Zellaktivität. Kalium ist der natürliche Gegenspieler von Natrium. Während Kalium vornehmlich im Zellinnern vorkommt, findet sich Natrium in erster Linie in der extrazellulären Flüssigkeit. Je ausgewogener das Mengenverhältnis zwischen diesen beiden Mineralstoffen ist, desto effizienter ist auch die «Pumpleistung». Wird dieses Gleichgewicht durch Faktoren wie schlechte Ernährung, erhöhte Natriumzufuhr, vorwiegend sitzende Lebensweise und Streß gestört, bindet das Natrium vermehrt Flüssigkeit in den Gewebszwischenräumen. Diese äußerst unerwünschte Flüssigkeitsansammlung führt zu einem Stauungszustand, der die Zellaktivität unterdrückt oder zumindest bremst, die Sauerstoff- und Nährstoffverteilung beeinträchtigt und die Zellerneuerung und -reparatur verhindert.

Der Zellstoffwechsel und seine Abfallprodukte

Unsere Trillionen von Zellen sind ununterbrochen damit beschäftigt, sich selbst zu ernähren, zu reparieren und zu erneuern. Bei dieser laufenden, als Zellstoffwechsel bezeichneten Aktivität entstehen Abfallprodukte, die unverzüglich beseitigt werden müssen. Alle vierundzwanzig Stunden verliert ein Erwachsener im Durchschnitt Milliarden von Zellen, und diese abgestorbenen Zellen müssen abtransportiert werden. Erhöht werden kann das normale Volumen an Abfallprodukten noch durch unverdaute oder nur teilweise verdaute Nahrungsmittel sowie durch chemische Substanzen, die wir uns über die Nahrung, das Wasser, die Umwelt und über Medikamente zuführen. Diese Abfallprodukte kommen überall im Körper vor: in unseren Organen, Geweben, Zellen und im Interzellularraum. Befindet sich unser Körper im Gleichgewicht, fällt nur ein Minimum an Abfallprodukten an, die sofort bei ihrer Bildung mit dem Lymphfluß zur weiteren Filtrierung und Beseitigung abtransportiert werden.

Dieser Prozeß verläuft jedoch nicht überall im Körper gleichmäßig: In Bereichen mit träger Durchblutung – in diesem Fall der Hüft-, Oberschenkel- und Gesäßregion – können sich die Abfallprodukte schneller ansammeln, als sie abtransportiert werden. Lagern sich Abfallprodukte ab, werden die Mikrozirkulation zu den Zellen und Geweben behindert, weniger Sauerstoff und Nährstoffe zu den Zellen transportiert sowie weniger Schlackenstoffe aus den Zellen abtransportiert. Die Folge ist eine Gewebsverschlackung, die die Zellaktivität noch weiter herabsetzt und sich in Form einer Cellulite manifestieren kann. In unserer inneren Umwelt herrscht nun alles andere als ein Idealzustand.

Freie Radikale

Freie Radikale oder Sauerstoffradikale – hochgradig unstabile Moleküle, die vitale Zellstrukturen angreifen, diese infiltrieren und schädigen – werden im Körper als natürliches Abfallprodukt chemischer Reaktionen permanent gebildet. Und genauso wie die Umweltverschmutzung zur Bildung freier Radikale beiträgt, tut dies auch die «innere Verschmutzung». Zigarettenrauch, übermäßiger Alkohol- und Koffeinkonsum, Medikamente, Streß, Verstopfung und Krankheit: Sie alle führen zu einer erhöhten Belastung des Körpers mit oxydierenden Substanzen.

Eine fettreiche und zudem allgemeine Überernährung trägt zu

einer verstärkten Bildung dieser freien Radikalen bei. Diese Moleküle sind meist leicht fettlöslich, und je mehr Nahrungsmittel verstoffwechselt werden, desto mehr freie Radikale werden produziert. Da aber auch eine zu rasche Fettverbrennung eine Freisetzung dieser schädlichen Moleküle verursacht, ist von radikalen Abmagerungskuren mit schnellem Gewichtsverlust erst recht abzusehen. Im allgemeinen greifen freie Radikale Kollagen (ein Hauptbestandteil des Bindegewebes, dem die Haut im wesentlichen ihren Halt verdankt) an und führen so zu dessen Degeneration und vorzeitiger Alterung. Eine weitere Hauptursache für eine Schädigung durch freie Radikale ist die Sonnenlichtexposition. Außerdem unterhält sich der Schädigungsprozeß durch die freien Radikalen selbst: Freie Radikale setzen weitere freie Radikale frei.

Vergiftung durch Abfallprodukte

Vor einigen Jahren bereits haben europäische Wissenschaftler die Beziehung zwischen Cellulite und einer Vergiftung von innen herausgestellt. Die unvollständige Beseitigung von Abfallprodukten aus dem Kolon (Verstopfung) ist verantwortlich für eine regelrechte Ansammlung von Fäulnisprodukten. So haben auch viele Frauen, die an Cellulite leiden, oft Probleme mit Leber und Nieren, zwei der Hauptreinigungsorgane des Körpers. Müdigkeit ist sehr oft ein Zeichen für eine innere Vergiftung und Bestandteil eines Teufelskreises: Müdigkeit setzt Toxine frei, die wiederum die Müdigkeit noch verstärken. Auch Streß und Anspannung setzen Toxine in unserem Körper frei. Dies alles führt schließlich zu einem überhöhten Toxizitätsgrad in unseren Reinigungs- und Ausscheidungsorganen sowie in den Gewebszwischenräumen der Zellen. Darunter leiden Gesundheit, Energie sowie Vitalität insgesamt und nicht zuletzt auch die Figur. Was hier ganz offensichtlich fehlt, damit das ganze System wieder besser funktioniert, ist eine umfassende Säuberungsaktion auf Zellniveau.

Das überaus wichtige Lymphsystem

Die Hauptfunktion des Lymphkreislaufs besteht in der Reinigung des Körpers. Während uns allen der arterielle und venöse Blutkreislauf ein Begriff ist, wissen die wenigsten von uns etwas Genaueres über den Lymphkreislauf – und dabei ist doch gerade er so überaus wichtig für Gesundheit, Energie, Fitneß und Figur. Zwar arbeitet der Lymphkreislauf eng mit dem Blutkreislauf zusammen, doch funktioniert er völlig anders.

Die Lymphe ist die Flüssigkeit, die sämtliche Zellen im Körper umspült, sie stellt die «innere Umwelt» unserer Zellen dar. Genauso wie wir nicht längere Zeit in einer hochgradig verschmutzten, erstickenden Umwelt leben könnten, genauso brauchen auch unsere Zellen eine gesunde Umwelt, um optimal zu funktionieren. Aufgabe des Lymphsystems ist es, überflüssige Flüssigkeit und zelluläre Schlackenstoffe sowie andere Substanzen aus den Zellzwischenräumen abzuziehen und zu «Filterstationen», den sogenannten Lymphknoten, abzutransportieren. Diese Lymphknoten sitzen an verschiedenen Stellen überall im Körper. Die Lymphkanäle münden schließlich in zwei große Venen in Herznähe, so daß die Lymphe dem Blutstrom wieder zugeführt werden kann, um dann weiterverarbeitet und schließlich zu den Ausscheidungsorganen transportiert zu werden. Die Bezeichnung des Lymphsystems als «Müllabfuhr» des menschlichen Organismus beschreibt diese Funktion recht anschaulich. Aber natürlich ist dies nur ein Aspekt unter anderen. So hat es auch noch verschiedene andere Aufgaben, wie etwa die Infektionsabwehr, um die wir uns aber nicht weiter kümmern wollen.

Anders als das Blut, das vom Herz gepumpt wird, verfügt die Lymphe über keine solche zentrale Antriebspumpe oder einen Motor. Der Transport der Lymphflüssigkeit ist vielmehr allein von der Muskeltätigkeit und tiefer Atmung abhängig. Diese Flüssigkeit fließt von Natur aus langsam – meist der Schwerkraft entgegen – durch ein weitverzweigtes Netz dünner Kapillaren, die sogenannten Lymphgefäße. Diese ausgesprochen dünn-wandigen Gefäße verlaufen zwar durch den gesamten Körper, liegen aber schwerpunktmäßig im Unterhautgewebe.

Die Flüssigkeit in den Gewebszwischenräumen, die intersti-tielle Flüssigkeit, wird permanent durch den Lymphkreislauf er-neuert. Mit Eintritt in die dünnen Gefäße, durch die sie abgelei-tet wird, wird sie zur Lymphe. Damit die Zellen ernährt werden können und das Gewebe gesund, glatt und fest bleibt, muß der Austausch zwischen Nährstoffen und Abfallprodukten kontinu-ierlich und störungsfrei vonstatten gehen. Eine effiziente Zellak-tivität ist nur dann gewährleistet, wenn deren Abfallprodukte ohne Verzögerung beseitigt werden und kein überflüssiges Was-ser vorhanden ist.

Bei einer Verlangsamung des Lymphflusses kommt es zu einer Stagnation der interstitiellen Flüssigkeit im Gewebe. In gewöhn-lich schlecht durchbluteten Bereichen, in denen der Rückfluß im großen und ganzen nur auf der Schwerkraft basiert, wie Hüf-ten und Oberschenkeln, führt eine solche Stagnation zur Bil-dung einer Cellulite. Ferner führt ein schlechter Lymphkreislauf zu Müdigkeit und Trägheit und verursacht Zustände, die Krank-heit und Zelldegeneration mit der damit einhergehenden vor-zeitigen Alterung fördern. Ein effizienter Lymphfluß ist nicht nur zur Verhinderung einer Cellulite, sondern insgesamt für unsere Gesundheit und Vitalität wichtig.

Kapitel 3
Die verschiedenen
Auslösefaktoren

Eine Frage der Lebensweise

Bis hierher haben wir uns mit physiologischen Aspekten der Cellulite beschäftigt. Diesen vereinfachten «Crashkurs» in Sachen Physiologie hielt ich deswegen für ausgesprochen wichtig, damit Sie möglichst viel von den inneren Vorgängen – in der Gewebsschicht, in der sich die Cellulite entwickelt – verstehen, die für jene häßlichen, nach außen hin sichtbaren Beulen und Dellen verantwortlich sind. Wenn Sie wirklich eine glatte, cellulitefreie Figur anstreben, dann werden Sie sich möglichst viel Wissen zu diesem Thema aneignen müssen.

Nachdem wir im Vorfeld die Cellulite bereits aus nächster Nähe betrachtet haben, wollen wir uns nun damit beschäftigen, was wir zu ihrer Entstehung beitragen. Und genau das ist der Punkt: *Wir* verursachen dieses Problem, es *stößt* uns nicht einfach von allein zu. Machen wir uns bewußt, daß der menschliche Körper stets nach Gleichgewicht und Harmonie strebt, während wir diejenigen sind, die seine so empfindlichen Mechanismen und Rhythmen stören. Wir sabotieren dieses Präzisionswerk der Natur durch Achtlosigkeit.

Müßte ich das Problem der Cellulite mit einem einzigen Satz umschreiben, so würde ich sagen: «Unsere Lebensweise selbst ist die eigentliche Cellulite-Ursache.» Bei den Hauptmissetätern handelt es sich um schlechte Ernährungsgewohnheiten, eine vornehmlich sitzende Lebensweise und Streß, deren Wirkungsweise ich im folgenden nun kurz erläutern will.

Schlechte Ernährungsgewohnheiten

Die falsche Nahrungsmittelwahl, und das tagtäglich, führt letztlich zu ernsthaften Ernährungsmängeln. Fertig- oder industriell weiterverarbeitete Nahrung – die im allgemeinen arm an Nährstoffen und reich an Fetten sowie Zucker- und Salzzusätzen ist, ganz zu schweigen von den Mengen chemischer Zusätze bei ihrer Zubereitung – macht den Löwenanteil in der Ernährung des Durchschnittsbürgers aus. Frisches Obst und Gemüse vermißt man meist schmerzlich bei dieser Kost, sie werden zu Extras oder puren Beilagen degradiert. Dasselbe gilt auch für Getränke: Zuckerhaltige Softdrinks und ebensolche Fertigfruchtsäfte lassen das so wertvolle reine Trinkwasser ein Schattendasein fristen.

Aber auch unsere Ernährungsweise hat großen Einfluß auf unsere Figur. Oft essen wir zu hastig und kauen nicht gründlich genug. Hieraus resultieren Verdauungsstörungen, ein mittlerweile in unserer Gesellschaft nur allzu verbreitetes Problem. Die verschiedenen Mittelchen dagegen wie Antazida und Abführmittel verschlimmern das Ganze nur noch, indem sie die Körperfunktionen noch weiter beeinträchtigen. Dasselbe gilt auch für Medikamente wie Schmerzmittel, Tranquilizer, Diätpillen und Aufputschtabletten, zu denen wir viel zu schnell und zu oft greifen. Hierdurch setzen wir einem ohnehin schon überlasteten System mit noch mehr Streß zu. In derselben Weise wirken Koffein, Alkohol und Nikotin.

Eine allgemeine Maß- und Disziplinlosigkeit beim Essen fördert Cellulite noch zusätzlich: häufige Abmagerungskuren, die vielen bereits zur Gewohnheit geworden sind. So belegen beispielsweise statistische Erhebungen aus den USA, daß 31 Prozent der amerikanischen Frauen zwischen 19 und 39 Jahren zumindest einmal im Monat eine Diät machen; fast 20 Prozent bezeichnen sich sogar als «Dauerdiäter». Und aus dem Ernährungsbericht 1992 der Deutschen Gesellschaft für Ernährung geht ebenfalls hervor, daß in Deutschland ca. 50 Prozent aller

Frauen und 25 Prozent aller Männer schon einmal Arzneimittel oder Blitzdiäten zur Gewichtsreduktion eingesetzt haben.

Sind auch die Menschen in den letzten Jahren um einiges ernährungsbewußter geworden, so liegt hier doch ganz offensichtlich noch immer eine Menge im argen.

Vorwiegend sitzende Lebensweise

Viele von uns sitzen tagtäglich stundenlang. Diese Inaktivität führen wir dann auch noch gerne in unserer Freizeit fort; auch hier sitzen wir wieder viel zu lange im Restaurant, im Kino, vor dem Fernseher oder einfach nur herum. Daraus können viele ernsthafte Probleme resultieren: schlechte Durchblutung, flache Atmung, träger Lymphfluß und eine schlechte Verdauung, um nur einige zu nennen. Sind auch heute viele dank der Fitneßbewegung aktiv, so geht doch aus Studien hervor, daß sich die überwiegende Mehrzahl der Menschen noch immer zuwenig bewegt.

Streß

Verstehen auch die meisten Leute noch, daß eine schlechte Ernährung und zuwenig körperliche Bewegung die Cellulite fördern, so fällt es ihnen doch schwer zu glauben, daß dasselbe auf Anspannung zutreffen kann. Und doch ist es so, daß Streß, Anspannung und Angst verheerend auf unseren Organismus wirken, indem sie Verdauung, Durchblutung, Schlafrhythmus und Lebensenergie negativ beeinflussen. Und, was manchen erstaunen mag, es sind die kleineren, aber täglichen Aufregungen und Ärgernisse, die uns langsam, aber sicher auslaugen und langfristig den größten Schaden anrichten.

Vielleicht verstehen Sie nun langsam, wie diese immer wieder aufs neue begangenen Fehler in der Lebensführung der Cellulite tatsächlich den Weg bereiten. Diese falschen Lebensmuster und -gewohnheiten können zwar jahrelang ungesühnt bleiben, und die Cellulite taucht auch sicherlich nicht von heute auf morgen auf, der kumulative Effekt dieses wiederholten Mißbrauchs jedoch kann ganz allmählich zur manifesten Cellulite führen.

Andere Auslösefaktoren

Es gibt noch zahlreiche andere Faktoren, die an der Entstehung der Cellulite beteiligt sind. So schafft beispielsweise eine schlechte Durchblutung die nötigen Rahmenbedingungen, damit sich Cellulite entwickeln und gedeihen kann. Und hier setzt eine Art Teufelskreis ein: Nicht nur daß die Cellulite schlecht durchblutete Bereiche bevorzugt – hat sie sich hier erst einmal gebildet, verstärkt sie diese Mangeldurchblutung noch. Insofern trägt auch alles, was den normalen Blutfluß verlangsamt oder in irgendeiner Form beeinträchtigt, mit zur Entstehung der Orangenhaut bei.

Schlechte Haltung
Eine schlechte, krumme Haltung beim Sitzen oder Stehen verursacht eine Stauung der inneren Organe und somit deren eingeschränkte Funktionsfähigkeit, was wiederum den Kreislauf zusätzlich belastet.

Inaktivität
Längeres bewegungsloses Sitzen oder Stehen führt zu Flüssigkeitsansammlung bzw. -stau in den unteren Gliedmaßen.

Übereinandergeschlagene Beine
Sitzen mit übereinandergeschlagenen Beinen beeinträchtigt die Durchblutung in den unteren Gliedmaßen direkt, indem hierbei Druck auf die die Oberschenkelinnenseite entlanglaufende Hauptvene ausgeübt wird. Dadurch verschlechtert sich die Gewebequalität dieses ohnehin schon empfindlichen Bereichs.

Hohe Absätze

Stundenlanges Tragen des falschen Schuhwerks führt letztlich zu einer Kontraktion der Wadenmuskeln und beeinträchtigt die Durchblutung. Das Tragen hoher Absätze zwingt uns eine unnatürliche Haltung auf.

Beengende Kleidung

Zu enge Kleidung, einschnürende Gürtel und Unterwäsche «schneiden» ins Fleisch und führen so oberhalb oder unterhalb dieser Stelle unmittelbar zu einem Flüssigkeitsstau. Über kurz oder lang entstehen so Beulen und Dellen in der Haut. Ferner bewirken solche Kleidungsstücke eine Muskelerschlaffung.

Darüber hinaus verursachen Schwangerschaft, prämenstruelle Aufgedunsenheit und Verstopfung eine Volumensteigerung im Unterbauch und beeinträchtigen die Durchblutung der Beine.

Spielt Vererbung eine Rolle?

Sicherlich ist es richtig, daß wir vieles von unseren Eltern erben, doch gilt es streng zu unterscheiden zwischen der vererbten Veranlagung und Prädisposition für eine Störung auf der einen Seite und deren dann tatsächlich auch erfolgenden Entwicklung auf der anderen Seite. Hat unsere Mutter auch Cellulite, so muß uns das doch nicht zwangsläufig dasselbe Schicksal bescheren. Ist man sich jedoch seiner Veranlagung für diese Störung bewußt, so ist schon ein wichtiger Schritt zu deren Bekämpfung bzw. Prävention getan. Haben wir auch wenig Einfluß auf unsere genetisch festgelegte Körperstatur und Knochenstruktur, so können wir doch viel zur Verhinderung von Figurproblemen wie einer Cellulite beitragen.

Wir alle «erben» ganz klar eine bestimmte Lebensweise von unseren Eltern. Diese in jungen Jahren erlernten Verhaltensweisen, erworbenen Vorstellungen und Wertvorstellungen bleiben uns oft ein Leben lang erhalten. Bestandteil dieser Erblast ist sicherlich auch die Art und Weise, in der wir Nahrungsmittel zubereiten und verzehren. Dasselbe gilt für die Einstellung gegenüber körperlicher Ertüchtigung jeder Form. Anders ausgedrückt, diese erlernten Gewohnheiten führen uns viel eher hin zur Entwicklung einer Cellulite als irgendein spezieller genetischer Faktor bzw. das, was wir «Vererbung» nennen und was wir allzugern nur zur Rechtfertigung für unsere Nachlässigkeiten vorbringen.

Die weiblichen Hormone

Die weiblichen Hormone spielen eine wichtige Rolle bei der Schaffung der Rahmenbedingungen für eine Cellulite, indem sie die Fettbildung und Flüssigkeitsansammlung im Hüft- und Oberschenkelbereich fördern. Darüber hinaus gibt es Phasen im Leben der Frau, in denen die Hormone besonders aktiv sind – Pubertät, Schwangerschaft, Menopause – und die in manchen Fällen die Entwicklungsmechanismen einer Cellulite aktivieren bzw. fördern. Doch vergessen wir auch hier das eine nicht: Die Hormone schaffen nur die Rahmenbedingungen, den Rest tun wir selbst dazu. Wir können vieles zum Ausgleich dieser hormonellen Aktivitätsspitzen tun und somit verhindern, daß sich in den cellulitegefährdeten Bereichen tatsächlich Beulen und Dellen bilden.

Genau wie bei der erblichen Prädisposition ist auch hier unser bester Verbündeter wahrscheinlich das Wissen um unsere Physiologie. Während der Schwangerschaft können wir beispielsweise eine Reihe von Vorkehrungen treffen, um eine übermäßige Gewichtszunahme und Wasserretention zu verhindern, die nämlich andernfalls im wesentlichen zur Bildung einer Cellulite beitragen können. Ähnlich verhält es sich in den Phasen des prämenstruellen Syndroms (PMS), wenn der Körper ebenfalls zur Wasserretention in der Hüft- und Oberschenkelregion neigt.

Halten Sie sich an die später im Anti-Cellulite-Programm ausgearbeiteten Empfehlungen, und Sie werden diese Körperreaktionen weitestgehend kompensieren können.

Ebenso wie die genetische Prädisposition kann auch die Hormonlage den Grundstein für eine Cellulite legen. Letztendlich jedoch kann weder den Genen noch den Hormonen deren Entstehung angelastet werden. Die Hauptschuld tragen nicht diese beiden Faktoren, sondern unsere Lebensweise.

Cellulitefördernde Verhaltensmuster

Viele der Gewohnheiten, die in späteren Jahren zur Entwicklung einer Cellulite beitragen, nehmen wir bereits in unseren Teenagerjahren an. Die Lebensweise eines Teenagers zeichnet sich oft durch ungesundes Ernährungsverhalten und einen Mangel an regelmäßiger körperlicher Betätigung aus. Darüber hinaus bescheren ihm Schule, Familie und seine Clique oft ein relativ spannungsreiches Leben. Es ist durchaus nicht immer eine einfache Zeit.

Teenager essen oft nur hastig nebenbei oder lassen Mahlzeiten sogar ganz ausfallen. Ihr dicht gedrängter Stundenplan und sonstige Aktivitäten lassen ihnen nur wenig Zeit, vernünftig und in Ruhe zu essen. Die Folge: Häufig steht Fast food auf dem Speiseplan. Und daran ändert sich meist auch nichts an der Universität, und oftmals ist das Mensaessen – häufig fett und reich an Salz- und Zuckerzusätzen – das einzig «richtige» Essen, das Studenten zu sich nehmen.

Ob ein junges Mädchen in diesem Entwicklungsstadium seinen Körper zu lieben lernt oder zu hassen beginnt, kann für die kommenden Jahre von entscheidender Bedeutung sein. Die ersten Versuche mit Modediäten werden normalerweise in diesen Jahren gemacht, wenn ein junges Mädchen ausgesprochen sensibel für die natürlichen Veränderungen seines Körpers ist.

Amerikanische Studien mit Schülerinnen, die noch nicht zur High-School gingen, belegten, daß zwei Drittel von ihnen Diät halten, manche Berichte sprechen hier sogar von fast 80 Prozent. Damit ist oft der Anfang für einen Kreislauf aus Hunger- und «Freß»-Phasen gemacht, dem später oft nur schwer wieder zu entkommen ist. Einer Studie an der Universität von Connecticut zufolge haben nur 20 Prozent der befragten High-School-Schülerinnen noch nie eine Diät gemacht, und 63 Prozent gaben an, «niemals normal gegessen zu haben». Damit dürfte klar sein, daß in diesem Lebensabschnitt der Grundstein für zahlreiche Formen gestörten Gleichgewichts, für zukünftige Probleme und schlechte Gewohnheiten gelegt wird.

Die falsche Auswahl und eine schlechte Kombination von Nahrungsmitteln stellen eine große Belastung für unser Verdauungssystem sowie unser Endokrinum dar. In jungen Jahren scheinen wir uns noch alles erlauben zu können. Später jedoch bereitet uns dieser Mißbrauch bzw. Raubbau dann Schwierigkeiten.

Eine Cellulite entwickelt sich oft schon im Teenageralter, ist dann jedoch wegen der noch straffen Haut und des guten Muskeltonus «unsichtbar». Doch vielleicht schon zehn Jahre später wird sie sichtbar, und wir wundern uns, wo sie herkommt.

Es war bereits den Worten mehr als nur eines Schönheitschirurgen zu entnehmen, daß weitaus weniger Patientinnen zum Liften oder zur Liposuktion, das heißt Fettabsaugung, kämen, würden die Frauen in jungen Jahren durch bessere Ernährung und körperliche Betätigung mehr auf ihren Körper achten.

Viele Frauen glauben, daß es bereits irgendwie programmiert sei, ab einem bestimmten Alter «die Form zu verlieren». Kaum eine jedoch verschwendet auch nur einen Gedanken daran, daß dieser Prozeß das Resultat eines jahrelangen körperlichen Raubbaus ist. Wenn wir die Dreißig erreichen, finden wir uns damit ab, daß es von nun an «bergab» geht – ein allgemein verbreiteter Irrglaube, dem die Mehrzahl der erwachsenen Frauen aufsitzt.

Und dabei ist der natürliche Alterungsprozeß in Wirklichkeit ein sehr viel komplexerer Vorgang, der nicht von heute auf morgen einsetzt.

Als Twen sehen wir die Dinge, genau wie als Teenager, meist noch als gegeben an. Wir sind meist so damit beschäftigt, eine gute Schulausbildung zu bekommen, berufliche Fertigkeiten zu entwickeln, unsere Karriere in die richtige Bahn zu lenken und eine Familie zu gründen, daß wir uns kaum Zeit für uns und unseren Körper nehmen. Wir glauben, immer straff zu bleiben. Warum auch nicht? Bis zu diesem Zeitpunkt konnten wir mit unserem Körper ja ungestraft Raubbau betreiben.

Jetzt aber beginnt die Schwerkraft ihren Tribut zu fordern, der Muskeltonus läßt nach, und die ersten schwachen Alterserscheinungen zeigen sich. Und auch unsere Experimente mit verschiedenen Abmagerungsdiäten rächen sich nun. Anders ausgedrückt, wenn sich diese sogenannten «Alters»erscheinungen – einschließlich der Cellulite – bemerkbar machen, dann betrachten wir sie als naturgegeben und unvermeidbar. Dabei lassen wir völlig außer acht, daß wir nun für all das, was wir falsch oder zumindest nicht richtig gemacht haben, die Quittung bekommen.

Viele von uns müssen erst mit so etwas wie einer Cellulite gestraft werden, damit sie sich des Raubbaus bewußt werden, den sie mit ihrem Körper betrieben haben. Denken Sie nur an all die zukünftigen Probleme, die Sie sich ersparen können – und wieviel Schaden Sie damit auch wiedergutmachen können –, wenn Sie wenigstens jetzt auf gute Ernährungsgewohnheiten umsteigen.

Ein letztes Wort zu Ihrer Figur –
und zu Ihrem Gewicht

Wie bereits erwähnt, muß eine Cellulite nicht zwangsläufig mit Übergewicht einhergehen – und doch treten oft beide Erscheinungen zusammen auf. Hierfür gibt es eine Vielzahl von Gründen. Fettleibigkeit, oder einfach nur zuviel Körperfett, wird praktisch ausnahmslos durch eine Fehlernährung verursacht: Während der Körper nach Nährstoffen hungert, benötigt er mehr und mehr Nahrung, um ein Sättigungsgefühl zu erreichen. Wir wissen, daß eine Fehlernährung eine Kettenreaktion auslösen kann, die zur Cellulite führt. Übergewicht ebenso wie das nach ineffektiven Fastenkuren wieder zugelegte Gewicht stellen eine Belastung für die Bindegewebsfasern, Kollagen und Elastin, dar. Die daraus möglicherweise resultierende Schwächung dieser empfindlichen Fasern mit der damit einhergehenden Hauterschlaffung läßt die Cellulite dann sichtbarer in Erscheinung treten.

Da sich die Cellulite im Fettgewebe bildet, sollten wir uns bemühen, diese Gewebsschicht so dünn wie möglich zu halten. Das heißt also, ein wichtiger erster Schritt ist es, das richtige Körpergewicht zu halten. Als Faustregel mag hier gelten: Das Gewicht und die Figur, die wir mit etwa fünfundzwanzig haben – vorausgesetzt, sie sind typgerecht –, sollten ohne größere Anstrengungen ein Leben lang gehalten werden. Ein Muß ist hier eine konstante Gewichtskontrolle. Schwankungen von zwei bis fünf Pfund, mit Ausnahme der Schwangerschaft, sollten nicht überschritten werden.

Es gibt keine festgelegten Kriterien dafür, wie wir aussehen sollten. Jeder von uns muß seine «Idealfigur» für sich persönlich bestimmen. Im Vordergrund sollte hier ein harmonisches Verhältnis zwischen Körperbau und Fettverteilung, die für die ansprechenden Konturen und sanften Rundungen des weiblichen Körpers verantwortlich ist, stehen. Das Bild der perfekten Figur, das uns von den Massenmedien vorgegaukelt wird, ist allerdings für uns nicht erstrebenswert. Die perfekte Figur ist unsere eigene, wenn sie im natürlichen Verhältnis zu unserem Knochenbau und Körpertyp entwickelt ist.

Natürlich können wir verschiedene vorgegebene Größen, wie Körperlänge und Körperbau, die beide genetisch festgelegt sind, nicht ändern. Was wir aber verbessern können, ist Körperproportion und Muskeltonus. Ein «guter Körper» ist vor allem ein gesunder Körper, einer mit straffen Muskeln und festem Fleisch, einer, der nicht aufgedunsen und aufgebläht oder zu dick gepolstert ist. Er ist fit und voller Vitalität. Und unseren Körper so zu entwickeln und ein Leben lang zu erhalten ist genau im ursprünglichen Sinn der Natur. Eine gesunde Ernährung, richtige körperliche Betätigung und Streßbewältigung begleiten uns auf dem langen Weg zur Erreichung dieses Ziels.

Kapitel 4
Kampf der Cellulite

Ein Generalangriff

In den Kapiteln 1 bis 3 haben Sie viel Informatives erfahren, über das Sie sicherlich inzwischen nachzudenken begonnen haben und das Sie bald auch in die Praxis umsetzen werden. Der im folgenden aufgezeigte Behandlungsansatz zur Cellulite-Rückbildung besticht dadurch, daß er von einem allgemeinen Verständnis der Körperphysiologie ausgeht und in Einklang mit dem Körper und nicht etwa gegen ihn arbeitet. Hier wird weder mit irgendwelchen Tricks noch mit hohlen Versprechungen gearbeitet. Ihr dauerhafter Erfolg im Kampf gegen die Cellulite wird im wesentlichen davon abhängen, ob Sie die im Vorfeld behandelten Prinzipien auch wirklich verstanden haben.

Sie müssen sich vor allem immer wieder vor Augen halten, daß Cellulite-Kontrolle eine richtiggehende Lebensart ist und daß die Hauptursache für die Entstehung der Cellulite in unserer Lebensweise zu sehen ist. Dann leuchtet auch ein, daß hier zur Erzielung dauerhafter Resultate einige Änderungen vorzunehmen sind. Das müssen weder radikale Veränderungen sein, die unser Leben auf den Kopf stellen, noch müssen sie schwer zu bewerkstelligen sein. Ich kann gar nicht oft genug betonen, daß die Realisierung dieser Veränderungen im wesentlichen davon abhängt, daß wir auch ihren Sinn verstanden haben.

Unser Körper arbeitet unermüdlich. Unsere Abertausende von Zellen sind vierundzwanzig Stunden täglich aktiv. Wir müssen nun zusammen mit der Natur daran arbeiten, daß unser Körper seine Topform behält. Allerdings führt es zu nichts, sich einem Problem eine Weile zu widmen, um in der Folge keinen Gedanken mehr daran zu verschwenden. Was wir brauchen, ist ein kontinuierliches Programm, das zu schrittweisen und dauerhaften Ergebnissen führt. Alles, was wir hier investieren, wird uns großzügig mit Resultaten, die weit über eine Cellulite-Kontrolle hinausgehen, vergolten werden.

Unser Nahziel ist jedoch erst einmal die Beseitigung dieses häßlichen Figurproblems, das Cellulite genannt wird. Genausowenig wie diese Beulen, Furchen und Dellen über Nacht auftauchen, genausowenig kann man sie auf der Stelle verschwinden lassen. Üben Sie sich ein wenig in Geduld, und denken Sie immer daran, daß sich Ihr Körper innerhalb von sechs bis zwölf Monaten so positiv verändert haben wird, wie Sie es sich in Ihren kühnsten Vorstellungen nicht erträumt haben.

Unser Fernziel geht weit über die Cellulite-Behandlung hinaus. Indem Sie mit einer gesunden Ernährung, gezielter körperlicher Betätigung, einem «Hauttraining» und der Streßbewältigung Ihre gesamte Körperphysiologie zu verbessern beginnen, werden Sie viel weitreichendere Veränderungen an sich feststellen als nur eine reine Besserung Ihrer Cellulite.

Wenn Sie wirklich entschlossen und gewissenhaft vorgehen, werden sich innerhalb eines relativ kurzen Zeitraums – vielleicht schon nach wenigen Wochen – bereits die ersten Resultate einstellen. Danach wird der Behandlungserfolg als natürliche Folge Ihres neuen Lebensstils beständig wachsen. Ihr Wohlbefinden und Ihre Gesundheit insgesamt werden sich dramatisch verbessern. Etwaige vorher bestehende Probleme mit der Verdauung und Ausscheidung werden langsam verschwinden. Sie werden feststellen, daß Sie seltener an Erkältungen, Kopfschmerzen und überhaupt Schmerzen jeglicher Art sowie sonstigen Befindlichkeitsstörungen leiden. Ihre Haut wird in neuer Frische erblühen, und Sie werden weniger schnell ermüden, als dies möglicherweise jetzt noch der Fall ist. Tatsächlich werden Sie nach der Arbeit noch jede Menge Energie für Ihre Freizeit aufbringen. Probleme, die vor kurzem noch unüberwindbar erschienen, werden wesentlich einfacher zu lösen sein, zum einen aufgrund einer erhöhten Vitalität, zum anderen, weil Sie dann in allen Phasen Ihres Lebens ein stärkeres Gefühl der Kontrolle haben. Das ist sicherlich kein schlechter Lohn für nur ein paar Veränderungen.

Doch eines dürfen Sie nie vergessen: daß die Natur niemals schnell handelt. Ist der Körper auch erstaunlich flexibel und reagiert ausgesprochen rasch auf Veränderungen, so hat er doch seinen eigenen eingebauten Fahrplan. Versuchen Sie niemals, diesen zu manipulieren, indem Sie Ergebnisse überstürzt herbeiführen oder erzwingen wollen. Genau das ist auch der Kardinalfehler bei den Abmagerungskuren, die Ihnen essentielle Nährstoffe vorenthalten, um in aller Schnelle Pfunde schwinden zu lassen – und schließlich finden Sie sich kurze Zeit darauf mit Ihrem alten Gewicht oder gar noch mehr wieder. Es ist praktisch unmöglich, den Körper mit Extremmaßnahmen, die seinen natürlichen Rhythmus zu umgehen versuchen, «auszutricksen». Das Anti-Cellulite-Programm geht in Einklang mit dem natürlichen Körperfahrplan vor und verletzt keine der physiologischen Grundregeln. Nur eine schrittweise Besserung kann nämlich zu dauerhaften Resultaten führen.

Nochmals zur Erinnerung: Wir behandeln die Cellulite von innen heraus – der einzige Weg zur wirklich effektiven Behandlung. Das bedeutet aber auch, daß wir ihre Kernursache behandeln: die Störung auf Zellniveau, die den Stauungszustand in den Gewebszwischenräumen und die daraus resultierende Gewebsschädigung herbeiführt. Nach einiger Zeit werden sich die Dellen glätten und die Beulen zurückbilden, da die Muskeln härter und überflüssiges Fett sowie Flüssigkeit beseitigt werden. Das Gewebe selbst wird wieder gesünder und fester. Geschädigtes Gewebe wird nach und nach durch gesundes ersetzt, indem sich die Zellen erneuern und selbst reparieren.

Bedenken Sie, daß gesund sein nicht einfach nur heißt, nicht krank zu sein. Die Entwicklung einer Cellulite weist auf ein Ungleichgewicht im Körper hin – eine Störung, die im Innern einsetzt, bevor sie sich nach außen hin manifestiert. Wenn wir dann die Furchen und Dellen in unserer Haut sehen, ist es in unserer «inneren Umwelt» durch Ansammlung von Fett, Wasser und Abfallprodukten bereits zum Stauungszustand und zur Verschlakkung gekommen. Daß dieser Zustand nicht gerade von perfekter Gesundheit zeugt, ist offensichtlich – und gerade daran wollen wir mit unserem ganzheitlichen Behandlungsansatz etwas ändern. Alle miteinander in Beziehung stehenden Systeme und Funktionen unseres Körpers werden auf die Veränderungen auf unserem Weg zur optimalen Gesundheit und Fitneß reagieren.

Mäßigung und gesunder Menschenverstand bilden das Kernstück dieses Programms. Zur Unterstützung werden Ihnen einige spezielle Richtlinien zur Hand gegeben, die Ihnen die strikte Befolgung dieses Programms erleichtern sollen. Ist Ihnen die Umsetzung dieser Richtlinien in die tägliche Praxis erst einmal in Fleisch und Blut übergegangen, kommt der Rest von ganz allein. Indem wir sämtliche Auslösefaktoren in den Griff bekommen, wird der Cellulite auf Dauer der Garaus gemacht.

Unser Programm im Überblick

Das Anti-Cellulite-Programm, das das Kernstück dieses Buchs bildet, konzentriert sich auf vier Schwerpunkte: Ernährung, körperliche Betätigung, Körperpflege und die Verbindung zwischen Körper und Geist. In diesem umfassenden Programm finden sämtliche physiologischen Vorgänge sowie Verhaltensänderungen, die zur dauerhaften Beseitigung der Cellulite erforderlich sind, Berücksichtigung. Bei gewissenhafter Befolgung dieses Programms werden Sie dramatische Veränderungen in der Art und Weise, wie Sie sich fühlen und wie Sie aussehen, herbeiführen können. Eines jedoch muß Ihnen klar sein: Alle vier Komponenten dieses Programms sind gleichermaßen wichtig und wirken zusammen. Nur so lassen sich optimale Resultate erzielen.

Richtige Ernährung

Der Speiseplan unseres Programms setzt sich vorwiegend aus frischen, mageren und nährstoffreichen Nahrungsmitteln zusammen. Im Vordergrund stehen komplexe Kohlenhydrate: Obst, Gemüse, Vollkornprodukte und Hülsenfrüchte; sie sind die reichsten Kaliumquellen – der Mineralstoff, auf dem der gesamte Ernährungsplan aufbaut. Diese natürlichen Schlankmacher sorgen für eine ausgeglichene Natrium-Kalium-Bilanz im Körper, während sie den Stauungszustand in den Gewebszwischenräumen aufheben. Genau dieser Stauungszustand ist die eigentliche Ursache der Cellulite; und eine Veränderung des äußeren Erscheinungsbildes können wir nur durch Auflösung und Entfernung dieser Gewebsverschlackung erreichen.

Diese Nahrungsmittel sorgen für eine optimale Ernährung, während sie den Körper von angesammelten Verunreinigungen und überschüssigem Wasser befreien. Wasserretention, ein Hauptauslösefaktor der Cellulite, läßt sich durch die richtige Ernährung verhindern. Sie werden auch einige Empfehlungen finden, wie sich mit Hilfe verschiedener Nahrungsmittel, die die Kollagenerneuerung fördern, Schäden im Stützgewebe der Haut reparieren lassen. Gleichzeitig wird für einen ausgesprochen hochwertigen Energienachschub gesorgt.

Wichtig ist hier vor allem unsere Einstellung zur Nahrung. Alles, was wir essen, müssen wir aus einer neuen oder zumindest veränderten Sichtweise heraus betrachten. Nahrungsmittel müssen anhand ihres «Nähr»werts sowie ihrer reinigenden und entschlackenden Funktion beurteilt werden: Manche Nahrungsmittel tragen zur Bildung einer Cellulite bei, während andere sie beseitigen helfen. Mit der Zeit werden Sie Ihr eigenes System finden, um die richtige Nahrungsmittelauswahl ohne größere Überlegungen treffen zu können. Dieses neue Ernährungsverhalten wird Ihnen bald schon in Fleisch und Blut übergehen. Und Sie werden staunen, wie einfach und vielseitig dieses Programm ist, mit dessen Hilfe Sie Ihr ideales Gewicht erreichen und/oder halten, Ihre Figur von Beulen und Dellen befreien und sich gleichzeitig ein Maximum an Energie zuführen sowie sich fit und gesund halten können.

Gezielte Bewegung

Während die richtigen Nahrungsmittel die Grundlage für einen schönen Körper bilden, sorgt körperliche Betätigung für dessen Formung und Ausbildung. Zwei Grundformen der körperlichen Betätigung sind in unserem Anti-Cellulite-Programm von entscheidender Bedeutung: solche, die insgesamt die Kondition trainieren, und solche, die spezielle Muskelgruppen kräftigen. Die erstgenannten, sogenannte aerobische Übungen, haben eine schwache Trainingsintensität und sind von unschätzbarem Wert für das Herz-Kreislauf-System. Indem sie die Blut- und Lymphzirkulation fördern, setzen diese Übungen an der Wurzel des Problems an. Eine verbesserte Zirkulation führt zu einer besseren Nährstoffverteilung und -aufnahme ebenso wie zu einer effizienteren Beseitigung der Abfallprodukte. Zu den *Body Conditioners* – wie Gehen, Schwimmen und Radfahren – werden viele Anregungen gegeben, die sich problemlos in Ihren Alltag integrieren lassen. Die *Body Shapers*, die die Muskeln kräftigen, konzentrieren sich auf die Tonisierung, Festigung, Straffung und Remodellierung von Problemzonen. Diese Bewegungen, bei denen spezifische Muskelgruppen isoliert ausgearbeitet werden, sind sehr kraftvoll und äußerst wirksam in der Remodellierung von Oberschenkeln, Gesäß, Taille und Bauch, mehr noch, sie sind einfach anzuwenden, nehmen nur wenig Zeit in Anspruch und weisen schnell Resultate auf.

Die *Atmung* nimmt eine Schlüsselstellung in unserem Programm ein. Sie versorgt die Zellen nicht nur mit Sauerstoff, sondern kontrolliert auch den Lymphfluß. Mit Hilfe spezieller Atemübungen werden Sie Ihre Lymphzirkulation verbessern sowie die Sauerstoffversorgung des Gewebes optimieren können. Dies ist für die Bekämpfung der Cellulite von entscheidender

Bedeutung. Tiefe Atmung wirkt, was die Energiesteigerung angeht, wahre Wunder und reinigt gleichzeitig unseren Körper von Abfallprodukten.

Hauttraining

Einfache und doch effektive Massagetechniken können uns der Cellulite-Beseitigung ein ganzes Stück näher bringen. Aufgrund ihrer stimulierenden Wirkung auf das direkt unter der Haut liegende Gewebe können Trockenbürsten- und Selbstmassage eine Glättung der Hautverformungen, Verbesserung des Hauttonus, Stimulierung der Mikrozirkulation und eine Verbesserung der Lymphdrainage bewirken.

Die Haut ist ein lebenswichtiges Organ, das größte des Körpers überhaupt, und sie erfüllt eine Vielzahl von Funktionen, zu denen auch die Ausscheidung von Abfallprodukten gehört. Indem wir unsere Haut in Topform halten, können wir ihre Funktion unterstützen und gleichzeitig ihre Struktur und ihr Aussehen verbessern.

Streßbewältigung und Visualisierung

Die Verbindung zwischen Geist und Körper ist in vielerlei Hinsicht von entscheidender Bedeutung. Da Streß mit zu den Hauptverursachern der Cellulite zählt, müssen wir ihn zu kontrollieren oder seine potentiell verheerenden Wirkungen zu kompensieren lernen. Spezielle hier vorgestellte Entspannungsübungen helfen, Alltagsstreß und -ängste zu bewältigen. Vor allem mit dem autogenen Training läßt sich mit nur wenigen Minuten Zeitaufwand täglich ein Zustand tiefer Entspannung erzielen. Es ist die ideale Vorbereitung für die Visualisierungsübungen, die dem Abschnitt über die Streßbewältigung folgen.

Die Visualisierung spielt bei der Bekämpfung der Cellulite in vielerlei Hinsicht eine Schlüsselrolle. Mit der richtigen Konzentration mentaler Energie können wir tatsächlich sämtliche Körperfunktionen fördern. Indem wir unser Wunschbild von uns vor unserem geistigen Auge erscheinen lassen, können wir bereits wichtige Schritte hin zum Erreichen dieses Ziels tun. Spezielle Visualisierungstechniken können Beulen und Dellen rückbilden, unsere gesamten Körperfunktionen verbessern, die Gewebsreparatur beschleunigen und den Körper festigen helfen.

Alle vier Programmbestandteile arbeiten eng und harmonisch zusammen, um effektive Ergebnisse zu erzielen. Sie ergänzen sich in jeder Hinsicht: Indem Sie das Problem sozusagen aus verschiedenen Richtungen angehen, erzielen Sie die größtmögliche Kontrolle über Ihren Körper und unterstützen eine Funktionsverbesserung in allen Körperbereichen. Wenn Sie das stets im Auge behalten, sind Sie soweit, Ihr persönliches Anti-Cellulite-Programm zu starten – ein Programm, das Ihre Figur, Ihr gesamtes Erscheinungsbild und Ihre Gesundheit dramatisch und dauerhaft verbessern wird.

Teil II

Das Anti-Cellulite-Programm

Kapitel 5
Richtige Ernährung

Grundprinzipien einer gesunden Ernährung

Die Umstellung auf eine gesunde Ernährung ist der erste Schritt zur Beseitigung der Cellulite. Haben Sie sich erst einmal dazu entschlossen, erwachsen Ihnen daraus automatisch zahlreiche Vorteile. Ein gesunder, ausgewogener Ernährungsplan, in dessen Mittelpunkt frische, magere und nährstoffreiche Nahrungsmittel stehen, wird wahre Wunder bei der Rückbildung der lästigen Beulen wirken. Es ist tatsächlich so einfach. Die richtige, ein Leben lang praktizierte Ernährung garantiert eine gute Gesundheit, gutes Aussehen, große Energie und einen festen Körper, der frei von Cellulite ist.

Ich habe vom Diäthalten im üblichen Sinn noch nie viel gehalten. Nicht nur, daß hier eine Zeitlang unnötig Verzicht geübt und Entbehrung gelitten wird, das führt auch zu Fehl- und Mangelernährung. Bei einer solchen Art «Ernährungsprogramm» kann nichts Gutes herauskommen, weder in geistiger noch in physischer Hinsicht. Lassen Sie die Finger von Diäten, die Sie nicht Ihr Leben lang durchhalten könnten. Eine Diät ist nichts, was man eben mal so ein paar Wochen oder Monate lang «macht». Es ist vielmehr eine auf Dauer ausgerichtete Form der Ernährung.

Eine korrekte Ernährung des Körpers ist nur über die Versorgung mit einer Vielzahl guter, gesunder Nahrungsmittel im richtigen Verhältnis und in der richtigen Kombination möglich. Das ist im Prinzip auch nicht weiter schwer, nur daß es für viele bedeutet, verschiedene schlechte Angewohnheiten zu unterlassen und durch gute zu ersetzen. Die Veränderungen sollten schrittweise eingeleitet werden, während sich Körper und Geist auf neue Verhaltensmuster um- bzw. einstellen.

Eine gesunde Ernährung setzt sich aus Kohlenhydraten, Eiweiß und Fett im richtigen Verhältnis und aus den richtigen Nahrungsquellen zusammen. Das harmonische Zusammenspiel dieser drei Komponenten sorgt für einen gesunden, schlanken und funktionstüchtigen Körper. Im Vordergrund einer solchen Ernährung stehen frische Nahrungsmittel – kalium- und ballaststoffreich und mit hohem Wassergehalt – und, wenn überhaupt, nur sehr wenige weiterverarbeitete. Sie ist arm an Fett, Salz, Zucker, Koffein und Alkohol.

Obwohl das Ernährungsbewußtsein in den letzten Jahren gewachsen ist, ernähren sich die meisten Menschen noch immer nicht richtig. So spricht auch der Ernährungsbericht 1992 der Deutschen Gesellschaft für Ernährung von einer zwar insgesamt verbesserten Ernährungssituation, nach wie vor sei aber ein zu hoher Verbrauch an Fett, Zucker und Salz sowie eine zu niedrige Ballaststoffzufuhr zu beklagen. Dies ist im wesentlichen darauf zurückzuführen, daß unser Speiseplan zum Großteil auf weiterverarbeiteten Nahrungsmitteln aufbaut und zu viele Süßigkeiten, salzige Knabbereien und zuckerhaltige Getränke beinhaltet. Bei einer solchen Kost besteht die Energiezufuhr zu über 50 Prozent aus leeren Kalorien, die keine Nährstoffe liefern. Eine solche Ernährungsweise bringt wenig Energie und führt zu extremen Blutzuckerschwankungen, Übergewicht, Cellulite und vielen Befindlichkeitsstörungen.

Ein richtiges Ernährungsverhalten zu lernen bedeutet zuallererst einmal, die Nahrungsmittel herauszufinden, die essentielle Nährstoffe liefern. Die Nahrungsmittel, die den Körper mit einem Maximum an Energie versorgen, sind die komplexen Kohlenhydrate. Diese Nahrungsmittel – Gemüse, Obst, Vollkornprodukte und Hülsenfrüchte wie Erbsen, Bohnen und Linsen – werden in unserem Speiseplan eine Vorrangstellung einnehmen. Darüber hinaus zählen sie zu den reichsten Quellen für Kalium, unserer Geheimwaffe gegen die Cellulite.

Kaliumreiche Nahrungsmittel sorgen für einen ausgeglichenen Natrium-Kalium- sowie Wasserhaushalt im Körper. Sie steigern die Leistungsfähigkeit der Zellen bei der Aufnahme von Nährstoffen und Beseitigung von Abfallprodukten. Auch beseitigen und / oder verhindern sie eine Wasserretention und sorgen für eine Ausschwemmung von überflüssigem Salz aus dem Gewebe.

Komplexe Kohlenhydrate stehen im völligen Einklang mit den Bedürfnissen unseres Körpers. Sie sind der «saubere Kraftstoff» für unseren Körper: Von ihnen als Endprodukt bleiben nur Wasser und Kohlendioxid übrig, die der Körper problemlos abbauen kann – im Gegensatz zu tierischen Produkten wie Fleisch, bei deren Verdauung enorme Abfallmengen zurückbleiben, deren Entsorgung für den Körper eine zusätzliche Belastung darstellt.

Komplexe Kohlenhydrate sind natürliche Schlankmacher und sollten den Hauptanteil unserer Ernährung ausmachen. Sie sorgen für viel Volumen und haben einen hohen Sättigungswert. Da sie nur langsam vom Körper absorbiert werden, halten sie den Blutzuckerspiegel und Energiehaushalt stabil. Darüber hinaus sind sie fettarm, was für eine effiziente Blutzirkulation und den lebenswichtigen Transport von Sauerstoff, Nährstoffen, Enzymen und Hormonen zu den einzelnen Zellen von großer Bedeutung ist. Weniger Nahrungsmittelfett bedeutet auch weniger Körperfett. Das bestechende an diesem Ernährungsplan ist auch, daß er jenen, die es nötig haben, einen Gewichtsverlust ermöglicht, während andere damit ihr bereits erreichtes ideales Gewicht mühelos halten können.

Unsere Nahrung soll den Körper nicht nur ernähren, sondern auch reinigen. Erst wenn wir tatsächlich diese beiden Aufgaben mit unserer Ernährung erfüllen, ziehen wir wirklich den maximalen Nutzen aus dem, was wir essen. Diese Reinigungsfunktion ist von elementarer Bedeutung für unsere Gesundheit und bei der Bekämpfung der Cellulite. Der Stauungszustand, der letztlich zu der «Gewebsverschlackung» führt, die die Cellulite charakterisiert, wird durch die systematische Erfüllung dieser Reinigungsfunktion auf Zellniveau abgebaut. Nur so läßt sich in der inneren Umwelt, von der diese Störung ausgeht, wieder Ordnung schaffen. Obst, Gemüse, Salate und frische Sprossen – die meisten von ihnen im rohen Zustand –, die alle reich an Kalium, Enzymen und Ballaststoffen sind und einen hohen Wassergehalt haben, entgiften allmählich den Organismus.

Wasser ist wohl das wichtigste Reinigungsmittel überhaupt im Körper, das alles im Fluß und Gleichgewicht hält. Neben dem Verzehr von Nahrungsmitteln mit einem von Natur aus hohen Wassergehalt sollten wir auch – in der richtigen Form und zu den richtigen Zeiten – viel Wasser trinken, um eine ausreichende Hydratation und eine allmähliche Entgiftung zu erzielen.

Bei der Cellulite entsteht in einem gewissen Umfang eine Gewebsschädigung. Dieser Schaden läßt sich zum großen Teil durch Nahrungsmittel, die die Kollagen- und Elastinfasern reparieren, beheben. Das ist eminent wichtig, damit die Haut weiterhin straff und gesund aussieht. Der Stauungszustand, der zur Cellulite führt, läßt das Gewebe stumpf und leblos aussehen. Sowie sich die Zellen zu erneuern beginnen, setzen verblüffende Veränderungen im Gewebe ein, die direkt zu einem auffallend besseren Aussehen führen: Die Haut sieht fester, frischer und einfach jünger aus.

Eine gute Verdauung ist der Schlüssel dieses Programms. Werden die Nahrungsmittel nicht richtig verdaut, können die Nährstoffe auch nicht richtig aufgenommen werden; diese sogenannte Nährstoffassimilation ist das A und O der Ernährung. Wie gut Ihre Ernährung auch immer sein mag, werden die Nährstoffe nicht absorbiert, bleibt jeglicher Nutzen aus. So kommt es nicht nur darauf an, wieviel wir essen, sondern auch, wie gut unsere Nährstoffabsorption und -verwertung funktioniert. Deshalb sollten wir nicht nur darauf achten, *wie* wir essen, sondern auch, *was* wir essen.

Häufige Fehler

Abmagerungskuren machen dick und schwammig

Das gesamte Konzept, das hinter den diversen Diäten und Abmagerungskuren steht, ist negativ. In den seltensten Fällen zielt eine solche Diät darauf ab, den Körper mit guten, gesunden, nährstoffreichen Nahrungsmitteln zu versorgen.

Gewöhnlich bedient man sich einer Diät als einer Extremmaßnahme zur Gewichtsreduktion anläßlich eines bestimmten Ereignisses, so zum Beispiel, um auch im Bikini vom Vorjahr noch eine gute Figur zu machen. Auf solche Radikalkuren folgt oft – durch eine Art Nachholbedarf – eine wahre Heißhungerphase. Das Ergebnis: Das mühsam abgehungerte Gewicht ist fast immer kurze Zeit später wieder drauf, häufig sogar noch mehr. Die Versagerquote nach Blitzdiäten beträgt 90 Prozent.

Es gibt verschiedene Gründe für das Mißlingen von Diäten. Abgesehen von den psychologischen Auswirkungen eines vorübergehenden Verzichtübens, liefern solche Diäten meist zuwenig Energie und Anreiz für zusätzliche körperliche Bewegung. Auf eine Diät jedoch ohne begleitende körperliche Ertüchtigung reagiert der Körper mit einer Stoffwechselverlangsamung, um sich der verringerten Kalorienzufuhr anzupassen.

Wenn Sie zu schnell an Gewicht verlieren, geht das auch auf Kosten des Muskelgewebes. Während Sie nach außen hin zwar schlanker erscheinen, sind Sie «innerlich» fetter geworden. Wiederholte Abmagerungskuren verschlimmern alles nur, weil lediglich immer mehr Muskelmasse ab- und mehr Fettzellen aufgebaut werden.

Richtig abnehmen setzt voraus, daß Sie sich richtig zu ernähren lernen und regelmäßig Sport treiben. Dieses harmonische Miteinander von Ernährung und körperlicher Betätigung ist tatsächlich der einzige Weg, sein ideales Gewicht zu erreichen und auch zu halten. Wenn Sie hungern müssen, um ein bestimmtes Gewicht halten zu können, sagt Ihnen Ihr Körper damit, daß dieses Gewicht für Sie nicht das richtige ist. Auch sollten Sie pro Woche nicht mehr als ein Pfund abnehmen, damit nur Depotfett ohne Muskelgewebe abgebaut wird.

Gewebsschädigung – eine weitere Konsequenz des Diäthaltens

Mit einer Volumenzunahme des Unterhautgewebes steigt auch für Sie das Risiko, eine Cellulite in den Bereichen zu entwickeln, in denen der Körper normalerweise Depotfett anlegt: Hüften, Oberschenkeln, Gesäß und Bauch. Wenn die Haut sich in diesen Bereichen immer wieder aufs neue dehnt, um sich den Volumenänderungen anzupassen, wird zudem das darunterliegende Stützgewebe geschädigt. Die empfindlichen Kollagen- und Elastinfasern können zuviel Dehntätigkeit nur so lange vertragen, wie sie noch nicht geschwächt sind und an Elastizität verloren haben. Mit zunehmendem Alter wird diese Dehntätigkeit kritischer.

In vielen Fällen greifen Frauen nur deshalb auf drastische Abmagerungskuren zurück, um ihre Cellulite loszuwerden. Wenn das erhoffte Ergebnis ausbleibt, halten sie noch strikter Diät. Und an dieser Stelle tritt das nur allzu bekannte Dreiergespann auf den Plan: Verzicht – Frustration – Heißhungerattacken. Der damit einhergehende Verlust von Muskelgewebe wird der Cellulite dann tatsächlich noch mehr Platz zur Entwicklung und Ausbreitung gewähren. Daher lautet das Fazit: Hände weg von Abmagerungskuren!

Die richtigen Nahrungsmittel, die also, die den Körper nähren, können in Hülle und Fülle gegessen werden. Frisches Obst und Gemüse, Vollkornprodukte und Hülsenfrüchte sorgen für großes Volumen, stillen damit schneller den Hunger und sind leicht verdaulich und absorbierbar. Diese Nahrungsmittel verhindern einen Verlust an lebenswichtigem Muskelgewebe, indem sie den Abbau überflüssigen Fettgewebes fördern.

Und welche Rolle kommt den Kalorien zu?

Kalorie und Kalorie ist nicht dasselbe. Der Unterschied liegt hier in der Qualität. In acht nehmen müssen Sie sich vor den Kalorien, die das Fett liefert: Sie sind die wahren Dickmacher. Ein Grund hierfür liegt in der Leichtigkeit, mit der der Körper Nahrungsfett in Körperfett umwandeln kann. Beim Verdauungsprozeß werden Kalorien verbrannt: Fett wird nur zu etwa drei Prozent, die komplexen Kohlenhydrate hingegen zu ganzen 23 Prozent in Energie umgewandelt. Das heißt also, daß die «Fett»-Kalorien zu 97 Prozent im Körper in Form von Körperfett gespeichert werden.

Versuchen Sie, die Nahrungsmittel in der folgenden Weise zu klassifizieren: Aus «festen» Nahrungsmitteln wie Gemüse und Vollkornprodukten wird festes Gewebe; aus «fetten» Nahrungsmitteln wie Butter, Käse und Fleisch wird Fettgewebe.

Denken Sie auch immer daran, daß körperliche Aktivität wesentlich den Kalorienbedarf unseres Körpers mitbestimmt. Dieser schwankt in Abhängigkeit von unserem Energieaufwand – und der Energiebedarf variiert individuell stark. Generell kann man sagen, daß die tägliche Kalorienzufuhr nicht unter 1200 bis 1300 Kilokalorien fallen sollte. Dies ist das Minimum, um sich noch effektiv körperlich betätigen zu können, und auch das Minimum, um dem Körper alle erforderlichen Nährstoffe einschließlich Vitaminen und Mineralstoffen zuzuführen.

Worauf verzichten – und warum

Verzichten Sie weitestgehend auf weiterverarbeitete Nahrungsmittel

Dies ist eine der wichtigsten Maßnahmen in Ihrer Diät und aus guten Gründen eines der ersten Dinge, auf die Sie überhaupt verzichten sollten. Verarbeitete Nahrungsmittel sind die größten Schädlinge in unserer sogenannten modernen Kost aus Fertignahrung, raffinierten und veränderten Substanzen, die kaum mehr als Nahrungsmittel wiederzuerkennen sind. Den meisten sind Unmengen an Zucker, Salz und Fett sowie chemischen Zusatzstoffen, für die unser Körper keinerlei Verwendung hat, zugesetzt. Und nicht genug damit, bei dem Verarbeitungsprozeß gehen auch die meisten Nährstoffe völlig oder zumindest größtenteils verloren. Und während uns mit diesem oder jenem «angereicherte» Nahrungsmittel angeboten werden, erhalten wir damit in Wirklichkeit doch nur so etwas wie ein Kunstprodukt.

In der Lebensmittelindustrie werden über zweitausend chemische Zusatzstoffe eingesetzt. Ihre Unbedenklichkeit wird lediglich in Tierversuchen getestet und dann auf den Menschen übertragen; die Ermittlung der für den Menschen unbedenklichen Dosis gleicht oft eher einem Lotteriespiel als einer exakten Bewertung. Zudem bleibt eine Testung in Kombination miteinander aus. Tausende andere Substanzen werden unserer Nahrung bei deren Kultivierung, Verarbeitung, Verpackung und Lagerung zugesetzt, für die eine Kennzeichnungspflicht auf der Packung entfällt. Hierzu zählen beispielsweise sogenannte Tierbehandlungsmittel, Pestizide und Düngemittel oder die giftigen Weichmacher in den PVC-Verpackungen.

Unser Körper ist nicht auf die Konfrontation mit derart vielen Chemikalien eingerichtet. Was wir hier zu unserem eigenen Schutz tun können, ist zunächst einmal, die Packungsaufschriften sorgfältig zu studieren. Nicht alle Lebensmittelzusatzstoffe sind zwangsläufig schlecht, manche werden auch zu unserem Wohl eingesetzt. Doch brauchen wir wirklich Tausende? Urteilen Sie selbst.

Nahrungsmittel sollen die unzähligen Zellen in unserem Körper nähren, reparieren und kräftigen. Zur Erhaltung unserer Funktionsfähigkeit brauchen wir Nährstoffe. In Anbetracht dessen, daß die Ernährung der meisten Leute zum größten Teil aus weiterverarbeiteten und behandelten Nahrungsmitteln besteht, ist es erstaunlich, daß da überhaupt noch etwas funktioniert.

Ganz zu schweigen davon, daß sogenanntes Junk food in unserer Gesellschaft Ursache Nummer eins für Fettleibigkeit und mit den meisten degenerativen Erkrankungen assoziiert ist. Woran es bei unserer Ernährung hapert, ist nicht immer die Menge, sondern die Qualität der verzehrten Nahrungsmittel.

Frische Nahrungsmittel sind in jedem Fall besser als verarbeitete. Je stärker ein Nahrungsmittel manipuliert wird, desto geringer ist sein Nährwert, je naturbelassener es ist, desto höher sein Nährwert. Bevorzugen Sie beim Einkauf frische Nahrungsmittel am Stück und nicht solche, die bereits portioniert und aufbereitet sind. Versuchen Sie, auf weiterverarbeitete Nahrungsmittel, Fast und Junk food zu verzichten oder zumindest deren Verbrauch einzuschränken. Und denken Sie stets daran: Je länger die Haltbarkeit eines Produkts, desto höher sein Gehalt an Fett, Salz und chemischen Zusatzstoffen.

Haben Sie erst einmal verarbeitete Nahrungsmittel aus Ihrem Speiseplan gestrichen und Ihren Fleischkonsum eingeschränkt – der als nächstes anstehende Schritt –, haben Sie schon halb gewonnen.

Schränken Sie Ihren Fleischkonsum ein

Fleisch, vor allem rotes Fleisch, ist äußerst reich an den uns schon bekannten «Fett»-Kalorien, das gilt auch für sogenanntes mageres Fleisch. Und mehr noch, Fleisch enthält meist auch eine Vielzahl an Schadstoffen wie Antibiotika, Hormone, Betablocker und sonstige Chemikalien, die bei der Massentierhaltung zur Aufzucht der Tiere eingesetzt werden. Viele dieser chemischen Substanzen sind in der Leber des Tiers gespeichert. Vor allem Aufschnitt enthält eine Vielzahl unerwünschter chemischer Zusatzstoffe und ist nebenbei auch noch ausgesprochen salzreich. Suchen Sie beim Geflügel die magersten Stücke aus. Sie sehen weniger «gelb» aus – Hähnchen vom Grill sind zum Beispiel weniger fett als solche aus dem Backofen. Truthahn ist insgesamt ziemlich mager.

Am besten wäre, Fleisch durch Fisch zu ersetzen. Wollen Sie jedoch in Ihrem Speiseplan auch weiterhin nicht auf Fleisch verzichten, sollten Sie versuchen, die folgenden Richtlinien zu beherzigen:

- Essen Sie möglichst nicht öfter als zweimal die Woche Fleisch.
- Wählen Sie die magersten Stücke aus, und entfernen Sie sichtbares Fett.
- Setzen Sie Fleisch mehr als Beilage denn als Hauptspeise ein.
- Grillen oder schmoren Sie Ihr Fleisch lieber, statt es zu braten.

Schränken Sie Ihren Konsum an Vollmilchprodukten ein

Milchprodukte sind eine altbewährte Kalziumquelle und unsere Haupteiweißlieferanten. Auf der anderen Seite haben viele von ihnen, speziell die Vollmilchprodukte und vor allem Käse, der zusätzlich oft auch sehr salzhaltig ist, einen hohen Fettgehalt. Zu empfehlen sind fettarme oder Magermilchprodukte.

Denken Sie auch daran, daß es noch andere Kalziumquellen gibt. Reich an diesem Mineralstoff sind sämtliche grüne Gemüse: Brokkoli, Grünkohl, Spinat und Brunnenkresse ebenso wie Kohlrabi, Porree und Bleichsellerie. Ebenfalls eine gute Kalziumquelle sind Karotten, Petersilie und Sprossen; weiterhin Nüsse, Tofu, Vollkornbrot und Getreideflocken.

Joghurt ● Die beste Wahl treffen Sie mit fettarmem Naturjoghurt. Sie können ihn selbst mit frischem Obst, Korinthen (sie sind kalorienärmer und ballaststoffreicher als Rosinen) oder sogar einem Teelöffel Obst aus der Konserve (ohne Zuckerzusatz) verfeinern und süßen.

Käse ● Am besten wählen Sie fettarme Käsesorten, so etwa Hüttenkäse, teilentrahmten Mozzarella und Ricotta aus. Zu den halbfetten Sorten gehören Gruyère und Parmesan. Frisch geriebener Parmesan kann vielen Speisen einen würzigen Geschmack verleihen – gehen Sie aber mit Rücksicht auf seinen hohen Salzgehalt sparsam damit um. Im allgemeinen hat Hartkäse einen hohen Fettanteil und sollte nur in Maßen genossen werden. Ihren Käsegelüsten können Sie aber auch nachgeben, wenn Sie wirklich nur kleine Mengen in den Salat reiben oder als Würfel dazugeben.

Milch • Trinken Sie nur fettarme oder Magermilch.

Achten Sie auf Ihren Eiweißverzehr

Wir brauchen diesen essentiellen Nährstoff zur Gewebsbildung und -erneuerung, den beiden Hauptfunktionen der Proteine, die doch auch Baustein jeder einzelnen Körperzelle sind. Doch so wichtig die Proteine auch für den Körper sein mögen, so ist unser Bedarf doch relativ niedrig. Auch hier gilt wieder: Die Qualität macht's und nicht die Menge.

Die meisten Menschen führen sich, und das vornehmlich aus tierischen Quellen, gut das Doppelte der empfohlenen Tagesmenge an Protein zu. Eine zu hohe Proteinzufuhr erschöpft die Vorräte des Körpers an essentiellen Mineralstoffen, inklusive Kalium, und ist Verursacher einer überhöhten Menge an Giftstoffen, dem natürlichen Abfallprodukt des Proteinstoffwechsels. Dies führt zu einer zusätzlichen Belastung der Nieren, die zur Ausscheidung dieser größeren Abfallmenge Mehrarbeit leisten müssen. Entgegen des weitverbreiteten Irrglaubens «baut» Eiweiß keine Muskelmasse direkt auf – dazu bedarf es zusätzlich der Kohlenhydrate –, es ist keine reiche Energiequelle, und es hat keine magischen Kräfte bei der Gewichtsreduktion.

Grundsätzlich besteht keine Gefahr einer Unterversorgung mit Proteinen. Bei einer vernünftigen Ernährung ist der Proteinbedarf automatisch gedeckt. Eine Ernährung mit Schwerpunkt auf Gemüse, Vollkornprodukte und Hülsenfrüchte versorgt Sie mit allem Nötigen.

Eiweiß ist in allem enthalten. Versuchen Sie aber, den Großteil

Ihres Eiweißbedarfs aus pflanzlichen Quellen zu beziehen. Tierischem Eiweiß dagegen – Fleisch und Milchprodukte – sollte in Ihrem Speiseplan nur die Rolle einer Beilage und nicht eines Hauptgerichts zukommen.

Schränken Sie Ihren Fettverzehr ein

Fett ist, und wen wundert das, unter allen Nährstoffen der Fettmacher Nummer eins und derjenige, von dem wir die geringsten Mengen brauchen. Letztlich ist weniger Nahrungsfett gleichbedeutend mit weniger Körperfett. Nicht nur, daß uns Fette dick machen, sie beeinträchtigen auch die Durchblutung und setzen zusätzliche der uns bereits bekannten freien Radikalen frei.

Es stimmt zwar, daß Kohlenhydrate, Proteine und Fette alle lebenswichtige Bestandteile einer gesunden, ausgewogenen Ernährung sind, der Bedarf an ihnen ist jedoch unterschiedlich groß. Nach den Empfehlungen der Deutschen Gesellschaft für Ernährung sollten 25 bis 30 Prozent der Nahrungsenergie als Fett, 55 bis 60 Prozent in Form von Kohlenhydraten – mit dem Schwergewicht auf den komplexen Kohlenhydraten – und 12 Prozent als Proteine zugeführt werden. Ernährungserhebungen zufolge setzt sich die Kost des deutschen Durchschnittsbürgers jedoch prozentual anders zusammen: Danach ist der Fettanteil in der Nahrung mit über 38 Prozent erstaunlich hoch, und auch die Proteinzufuhr ist mit ca. 14 Prozent etwas zu hoch, der Kohlenhydratanteil dagegen mit rund 43 Prozent relativ niedrig. Daß den meisten Menschen eine Ernährungsumstellung guttäte, liegt auf der Hand.

Vielleicht glauben Sie, gar nicht soviel Fett zu essen, wahrscheinlich täuschen Sie sich damit aber. Bei dem größten Teil des Nahrungsfetts, das wir uns zuführen, handelt es sich nämlich um sogenannte «versteckte» Fette. In manchen Fällen sind sie natürlicher Bestandteil des jeweiligen Nahrungsmittels, so etwa beim Fleisch und Käse. In anderen Fällen dagegen werden sie bei der

Zubereitung zugesetzt, das gilt für Soßen auf Sahne- und Butter-
basis und Pommes frites. Und natürlich sind es hier wieder die
weiterverarbeiteten Nahrungsmittel und Fast-food-Produkte,
denen ein besonders hoher Anteil Fett zugesetzt wird.

Viele von Natur aus nährstoffreiche, kalorien- und fettarme
Nahrungsmittel werden so erst durch die Zubereitungsweise
und die Art, in der sie serviert werden, fett gemacht. Die Kartoffel
ist das beste Beispiel: Naturbelassen liefern rund 250 Gramm
Kartoffeln lediglich 2,79 kcal in Form von Fett. Braten Sie dieselbe Menge an Kartoffeln, geben Sie 220 «Fett»-Kalorien zu. Ein
weiteres klassisches Beispiel sind die Teigwaren, die naturbelassen im Grunde kalorienarm sind. In Unmengen von Soße ertränkt, verwandeln sie sich jedoch in die reinsten Fettmacher.

Es gibt viele einfache Methoden, die Fettzufuhr einzuschränken. Im folgenden einige Tips, wie Sie Ihre Ernährung «entfet-
ten» können:

- Verwenden Sie stets Töpfe und Pfannen mit Antihaftbeschich-
  tung, damit Sie möglichst wenig oder überhaupt kein Fett
  brauchen.
- Nehmen Sie, wenn nötig, nur einen Stich Butter oder einen
  Schuß Öl.
- Nehmen Sie, wann immer möglich, Halbfettbutter anstelle
  der normalen. Margarine ist nicht unbedingt eine bessere
  Wahl als Butter. Hier gilt das Motto: Lieber weniger, dafür
  aber das Richtige. Maßhalten ist das oberste Gebot. Zum Braten sollten Sie möglichst Pflanzenöle einsetzen.
- Verfeinern Sie gekochtes Gemüse lieber mit einem Spritzer
  Zitrone als mit einem Stück Butter oder Margarine. Und auch
  einige Tropfen Öl oder eine Prise frisch geriebener Parmesan-
  käse geben ein köstliches Aroma.
- Verwenden Sie möglichst immer Naturjoghurt statt saurer
  Sahne. Und führt einmal doch kein Weg an der sauren Sahne
  vorbei, dann nehmen Sie eine fettarme Sorte.

• Beim Kauf von Thunfisch, Sardinen oder Lachs aus der Dose wählen Sie immer die in Wasser eingelegten Sorten.

• Wenn Sie auf Frischkäsezubereitungen der Rahmstufe nicht verzichten können, dann wählen Sie ein «Light»-Produkt, und tragen Sie es nur dünn auf.

• Gehen Sie mit Mayonnaise sparsam um. Wählen Sie möglichst auch eine kalorienreduzierte und kochsalzarme Marke. Sie können die Mayonnaise außerdem mit Naturjoghurt strecken.

• Machen Sie Ihren Salat nie nur mit Öl an, ersetzen Sie einen Teil davon durch Naturjoghurt.

Wieviel Fett brauchen wir wirklich? • Eine gewisse Menge Fett ist unerläßlich für unsere Gesundheit. Wie wenig dies aber tatsächlich ist, werden Sie gleich noch sehen. Fett ist nötig zur Bildung der empfindlichen Zellmembranen sowie für die Hormonsynthese. Es wird benötigt für den Transport und die Absorption der fettlöslichen Vitamine A, D, E und K. Darüber hinaus hält Fett Ihre Haut und anderes Gewebe jung, indem es eine Austrocknung verhindert.

Der Bedarf des Körpers an essentiellen Fettsäuren – die Fettsäuren, die der Körper nicht selbst herstellen kann – läßt sich bereits mit ein oder zwei Eßlöffel (drei bis sechs Teelöffel) mehrfach ungesättigter Fette decken. Ihre Fettzufuhr sollte nicht mehr als 25 bis 30 Prozent Ihrer Gesamtkalorien betragen. Eine zu hohe Fettzufuhr wird zwangsläufig zu gesundheitlichen und Gewichtsproblemen führen.

Vorsicht mit erhitzten Fetten • Verzichten Sie möglichst auf Fettgebackenes wie Pommes frites, fritierte Zwiebelringe, Fischstäbchen, Kartoffelchips, Krapfen etc. Werden Fette stark erhitzt, verändert sich ihre chemische Struktur: Sie werden unverdaulich, ja manchmal sogar giftig. Ein Grund mehr für Sie, keine bereits einmal benutzten Öle erneut zu erhitzen. Und aus

diesem Grund sollten Sie auch auf die handelsüblichen fettge-
backenen und fritierten Nahrungsmittel verzichten. Wenn Sie
daheim braten, dann verwenden Sie möglichst wenig Öl, und
erhitzen Sie es nie bis zum Siedepunkt. Besonders geeignet sind
Oliven-, Erdnuß- und Sesamöl.

Pflanzenöle ● Die handelsüblichen Öle werden mit Hilfe
chemischer Lösungsmittel durch Extraktion gewonnen und bei
extrem hohen Temperaturen erhitzt. Das Endprodukt ist min-
derwertig und bar jeden Nährwerts.

Verwenden Sie bevorzugt schonend gewonnene Pflanzenöle,
sie werden auf der Aufschrift als «kaltgepreßt», «nicht raffiniert»
oder «Extra Vierge» oder «Extra Vergine» ausgezeichnet. Kaufen
Sie Öl nur in kleinen Behältnissen, und bewahren Sie es kühl auf
(Olivenöl bildet hier eine Ausnahme und ist auch längere Zeit
bei Zimmertemperatur haltbar). Andernfalls kann es schnell ran-
zig werden.

Schränken Sie Ihren Zuckerkonsum ein

Trotz allem, was in den vergangenen Jahren über die verhee-
rende Wirkung des Zuckerkonsums geschrieben und gesagt
wurde – angefangen bei Stimmungsschwankungen bis hin zu
Diabetes, Hypoglykämie, Immunschwäche, Fettleibigkeit und
Zahnkaries –, nimmt der bundesdeutsche Verbraucher jährlich
im Durchschnitt rund 45 Kilogramm raffinierten Zucker zu sich,
das sind 125 Gramm – 25 Teelöffel – täglich! Und dabei hat unser
Körper überhaupt keinen physiologischen Bedarf an raffinier-
tem Zucker. Schlimmer noch: Zucker erschöpft die so wertvollen Kaliumvorräte des Körpers.

Den größten Teil des Zuckers führen wir uns in «versteckter»
Form zu. Deshalb konsumieren auch Leute, die von sich be-
haupten, keine Süßigkeiten zu essen, in Wirklichkeit viel mehr
Zucker, als sie wissen. In über 75 Prozent aller abgepackten Nahrungsmittel sind isolierte Zucker enthalten: in Ketchup, Brot,

Crackern, Salatdressing, Spaghettisoße, gepökeltem Fleisch, Brühwürfeln, um nur einige Beispiele zu nennen, ganz zu schweigen von den ganz augenfälligen Zuckerquellen wie Limonade, Keksen und Bonbons. Und dabei liefert uns Zucker doch vom ernährungsphysiologischen Standpunkt aus nicht mehr als nur leere Kalorien und den Heißhunger auf noch mehr. In welchen Erscheinungsformen oder unter welchen Namen Zucker auch auftreten mag – Fruktose bzw. Fruchtzucker, brauner Zucker, Rohzucker oder Dextrose bzw. Traubenzucker etc. –, die schädlichen Wirkungen bleiben dieselben. Und auch Honig, Zucker- und Ahornsirup mögen zwar einige Mineralien liefern, bestehen aber eben auch vornehmlich aus Zucker (Honig zu 80 Prozent) und müssen mit Vorsicht genossen werden. Das bedeutet aber nicht, daß wir ganz auf Zucker verzichten sollen, diese Forderung wäre völlig unrealistisch, allein sparsam sollte man damit umgehen.

Die künstlichen Süßstoffe bringen im Grunde nicht mehr, als daß sie das übermäßige und unnatürliche Verlangen nach süßem Geschmack nur noch anstacheln. Sie sollten nur, und zwar sparsam, als Hilfsmittel in der Übergangsphase eingesetzt werden, während der Sie Ihren Zuckerkonsum einzuschränken versuchen. Bei einigen von ihnen wird die gesundheitliche Unbedenklichkeit außerdem immer noch diskutiert.

Im folgenden nun einige Tips, wie Sie Ihren Zuckerkonsum reduzieren und auch den Geschmack daran verlieren können:

● Verzichten Sie zuallererst einmal soweit wie möglich auf verarbeitete Nahrungsmittel. Je mehr Abstriche Sie hier machen, desto mehr drosseln Sie auch Ihren Konsum an «versteckten» Zuckern – und desto weniger Zucker wird Ihr Körper in Fett umwandeln müssen.

● Arbeiten Sie beim Kochen und Backen nur mit der Hälfte der im Rezept angegebenen Zuckermenge. Sie werden erstaunt sein, wie wenig sich das geschmacklich bemerkbar macht.

- Haben Sie einen süßen Hunger, dann greifen Sie zu frischem Obst. Kaufen Sie stets Früchte der Saison, sie schmecken in der Regel besser.

- Verzichten Sie auf Obstkonserven. Müssen Sie doch einmal darauf zurückgreifen, wählen Sie im eigenen Saft eingelegte Früchte ohne Zuckerzusatz. Obstmus können Sie übrigens leicht selbst herstellen, indem Sie sehr reife Früchte im Mixer schlagen.

- Lesen Sie sorgfältig die Packungsaufschrift von abgepackten Nahrungsmitteln. Steht Zucker – mit welchem Namen oder in welcher Erscheinungsform auch immer – auf der Zutatenliste an erster Stelle, sollte bei Ihnen die Alarmglocke läuten. Steht er an letzter Stelle, dürfen Sie beruhigter sein. Nach und nach werden Sie ersatzweise immer mehr Produkte mit weniger oder ohne Zucker in Ihren Speiseplan aufnehmen lernen.

- Halten Sie sich keine Vorräte an Eiscreme, Süßigkeiten, Keksen oder Soft Drinks. Haben Sie sie nicht im Haus, kommen Sie erst gar nicht in Versuchung.

- Wenn Sie Ihren Kaffee oder Tee süßen, sollten Sie schrittweise die Zuckermenge reduzieren. Mit der Zeit werden Sie ganz darauf verzichten können.

Schränken Sie Ihren Salzkonsum ein

Die meisten von uns essen viel zuviel Salz: Der durchschnittliche Salzverzehr liegt in der Bundesrepublik bei 15 bis 20 Gramm täglich, sollte aber mit 5 bis 7 Gramm pro Tag maximal die Hälfte betragen. Zwar braucht unser Organismus eine gewisse Menge Salz – so reguliert es beispielsweise den zellulären Flüssigkeitsdruck und beeinflußt den Säure-Basen-Haushalt. Unser Salzbedarf ließe sich jedoch problemlos mit dem in unseren Nahrungsmitteln natürlich vorkommenden Salzgehalt decken. Eine Gefahr für unsere Gesundheit birgt nur das Salz, das wir beim Kochen und bei Tisch zusätzlich verwenden und das von der Nahrungsmittelindustrie zugesetzt wird.

Während wir uns keine Sorgen machen müssen, uns zuwenig Salz zuzuführen, besteht bei den meisten die Gefahr einer zu hohen Salzaufnahme. Natrium macht zu etwa zwei Prozent den Mineralstoffgehalt des Körpers aus; und so klein dieser Prozentsatz auch ist, so wichtig ist er doch auch. Dieses Natrium liegt vornehmlich in der extrazellulären Flüssigkeit vor und sorgt – wenn es in einem ausgewogenen Verhältnis zum Kalium steht – für den Nährstofftransport in die und den Abtransport von Abfallstoffen aus den Zellen. Noch einmal zur Erinnerung: Das empfindliche Gleichgewicht zwischen Natrium und Kalium ist weitestgehend für die Aufrechterhaltung einer gesunden inneren Umwelt verantwortlich. Zuviel Natrium im Körper beeinträchtigt den Wasserhaushalt: Salz bindet etwa das Siebzigfache seines Eigengewichts an Wasser. Zuviel Salz führt zu einem Kaliummangel, was Aufschwemmung und eine Verschlimmerung von Cellulite zur Folge hat.

Abgesehen von seinem Einfluß auf die Wasserretention, den Zellstoffwechsel und die Entwicklung einer Cellulite, ist Salz insgesamt absolut gesundheitsschädlich. Es ist, genau wie Zucker, eine Art Gift für den Körper. Und die Geschmacksvorliebe für salzig ist – genau wie beim Zucker für süß – nichts weiter als eine anerzogene Gewohnheit, die man relativ problemlos wieder ablegen kann. Das heißt aber noch lange nicht, daß wir den Rest unseres Lebens salzfrei leben müssen, es sei denn aus medizinischen Gründen, doch sollten die meisten von uns ernsthaft an eine drastische Einschränkung ihres Salzkonsums denken. Im Gegensatz zur allgemeinen Annahme ist Salz nicht etwa dem Geschmack von Nahrungsmitteln förderlich, es überdeckt ihn vielmehr.

Unsere tägliche Natriumzufuhr sollte nach den Empfehlungen der Deutschen Gesellschaft für Ernährung zwischen zwei und drei Gramm liegen, das entspricht fünf bis siebeneinhalb Gramm Kochsalz. Der Mindestbedarf des Erwachsenen liegt sogar bei nur maximal einem halben Gramm Natrium täglich. Ein

Rührei mit zwei Streifen Speck und einer Scheibe Weizenvoll-korntoast enthält bereits etwa 1100 Milligramm Natrium – und das bereits ohne jegliche Zugabe von Tafelsalz. 100 Gramm Mixed Pickles enthalten ganze 940 Milligramm Natrium. Das nur, damit Sie sich eine Vorstellung davon machen können, wie schnell der Mindestbedarf und die empfohlene Tagesmenge an Kochsalz überschritten sind; manch einer schafft das bereits mit einer Mahlzeit!

Etwa 15 Prozent der täglichen Natriumaufnahme stammen aus dem Salzstreuer, weitere 10 Prozent liegen natürlich in den Nah-rungsmitteln vor. Die verbleibenden 75 Prozent stammen aus den weiterverarbeiteten Nahrungsmitteln – und dieser Prozent-satz erhöht sich noch für jene Personen, die häufig im Restaurant essen. In den Abertausenden von verarbeiteten Nahrungsmit-teln befinden sich häufig gefährlich hohe Konzentrationen an verstecktem Salz. Und auch die meisten Antazida und frei ver-käuflichen Medikamente haben oft einen ausgesprochen hohen Natriumgehalt.

Wie bei allen Ernährungsumstellungen sollte auch der Salz-konsum nur schrittweise eingeschränkt werden: Der ge-schmackliche Unterschied wird Ihnen so kaum auffallen; Sie werden sich leichter umstellen können, und die Wahrschein-lichkeit wächst, daß Sie dieser natriumreduzierten Kost auf Dauer treu bleiben.

Im folgenden einige Tips zur Einschränkung Ihres Salzkon-sums:

● Verzichten Sie auf weiterverarbeitete Lebensmittel, die ganz offensichtlich salzig sind. Manche von ihnen, wie Dosensup-pen, decken mit einer einzigen Portion den gesamten Tages-bedarf an Natrium. Kaufen Sie keine Konserven, Tiefkühlkost, fertig abgepackten Nahrungsmittel und koch- und backferti-gen Mischungen. Mit ein wenig Planung können Sie sich selbst köstliche und gesunde Mahlzeiten zubereiten.

● Bereiten Sie soviel wie möglich frisch zu. So können Sie am besten kontrollieren, wieviel Salz (dasselbe gilt auch für Zukker und Fett) in Ihre Nahrung gelangt.

● Salzen Sie beim Kochen nicht nach. Läßt sich das einmal doch nicht umgehen, dann salzen Sie erst nach dem Garen, und zwar sowenig wie möglich und erst *nachdem* Sie abgeschmeckt haben. Sie werden feststellen, daß Sie wesentlich weniger Salz verbrauchen.

● Vielleicht steigen Sie auch auf Diätsalz um. Diätsalz ist Salzersatz, bei dem das Natrium durch ein anderes Element, zumeist Kalium, ersetzt wird. Kaliumchlorid kann jedoch nicht in allen Fällen eine Alternative zum herkömmlichen Speisesalz sein. Bei Störungen des Kaliumhaushalts, insbesondere bei Niereninsuffizienz, sollte es nur nach ärztlicher Beratung verwendet werden.

● Entdecken Sie das reichhaltige Angebot der Gewürze und Küchenkräuter, um den Eigengeschmack Ihrer Speisen zur Entfaltung zu bringen. Knoblauch, Pfeffer und Zwiebeln geben Ihren natriumreduzierten Nahrungsmitteln erst die rechte Würze. Auch ein Spritzer Zitronen- oder Limonensaft kann eine Speise geschmacklich verbessern. Verzichten Sie auf «salzige» Gewürze wie Knoblauch-, Zwiebel-, Sellerie- und Gewürzsalz sowie Brühwürfel und Steaksauce. Versuchen Sie vielmehr, Ihrem Gericht mit Wein und Sherry den letzten Pfiff zu geben. Wegen des Alkoholgehalts müssen Sie sich keine Gedanken machen – er verfliegt während des Kochens.

● Halten Sie verschiedene Nahrungsmittel kurz unter fließendes Wasser, um einen Großteil des ihnen zugesetzten Salzes abzuspülen. So läßt sich der Natriumgehalt verschiedener Produkte, wie weiße Bohnen, Kichererbsen und in Wasser eingelegter Thunfisch, bereits erheblich reduzieren.

● Ziehen Sie beim Kauf von Sojasoße die natriumreduzierten Sorten – erhältlich in Reformhäusern, Bioläden und Biokost-Abteilungen von Supermärkten – vor. Diese außerdem ohne

Konservierungsmittel hergestellte Sorte wird auch unter dem Namen Tamari angeboten. Oder stellen Sie Ihr eigenes natriumreduziertes Produkt her, indem Sie Tamari zur Hälfte mit Wasser verdünnen. Kaufen Sie nie amerikanische Sojasoße, sie ist viel zu natriumhaltig.

• Probieren Sie einmal natriumarmes Backpulver aus, wenn Sie viel backen sollten. Es ist in Reformhäusern und manchen Supermärkten erhältlich.

• Lesen Sie stets sorgfältig die Packungsaufschrift: Hinter allen Wortzusammensetzungen, die den Bestandteil «Natrium» beinhalten, steckt im Grunde Salz; hierzu zählen Natriumglutamat, Natriumbenzoat, Natrium bicarbonicum bzw. Natron, Natriumsulfit, Natriumhydroxid, Natriumzyklamat, Natriumalginat und Natriumproponiat.

Was essen und warum

Die immense Bedeutung von Kalium

Kalium ist, wie bereits eingangs erwähnt, der Grundstein, auf dem unser Ernährungsplan aufbaut. Denken Sie immer daran, daß dieser wertvolle Mineralstoff eine Art «Geheimwaffe» im Kampf gegen die Cellulite ist.

Wie bereits in Kapitel 2 erläutert, ist die Funktionsfähigkeit unserer Zellen von einer ausreichenden Kaliumzufuhr abhängig. So ist sie beispielsweise Voraussetzung für den Sauerstoff- und Nährstofftransport in die und die Ausscheidung von Abfallprodukten aus den Zellen sowie die Zellreparatur, -erneuerung und letztlich den Zellaustausch, die alle unverzichtbar für einen glatten und festen Körper sind. Ist ein kontinuierlicher und gesunder Ablauf dieser Funktionen nicht gewährleistet, hat dies unter anderem den Aufbau eines Stauungszustands und damit die Entstehung der Cellulite zur Folge. Und damit wird ein Teufelskreis in Gang gesetzt: Dieser Stauungszustand führt zu einer weiteren

Verlangsamung der Zellaktivität, wodurch die Ausscheidung von Abfallprodukten zusätzlich verstärkt wird. Und genau dieser gestörte Zellstoffwechsel ist das Kernproblem der Cellulite.

Natrium und Kalium, diese beiden Mineralstoffpartner, arbeiten Hand in Hand und müssen stets im richtigen Verhältnis zusammen vorliegen. Ein Mangel an Kalium, der oft durch eine erhöhte Natriumzufuhr mit der Nahrung entsteht, führt zu Flüssigkeitsretention, Aufgeschwemmtsein, einem schwachen Darmtonus, Müdigkeit und Muskelschwäche.

Wasserretention, die mit Völlegefühl und Aufgetriebensein einhergeht, läßt sich durch den Genuß kaliumreicher Nahrungsmittel völlig beheben oder doch zumindest unter Kontrolle halten. Da ein Zuviel an Natrium für die übermäßige Wasserbindung im Körper verantwortlich ist, läßt sich im Gegenzug durch eine Einschränkung der Salzaufnahme und eine erhöhte Kaliumzufuhr das Wasser auch wieder aus dem Körper ausschwemmen. Allein durch diese Maßnahme erscheint der Körper bereits wesentlich glatter und fester. Von Wasser aufgetriebenes Gewebe ist und wirkt schwammig. Wie gut auch immer Ihr Muskeltonus sein mag, mit einer schwammigen und unebenen Schicht Unterhautgewebe als Muskelpolster kann Ihr Körper unmöglich ein straffes und sehniges Aussehen erlangen.

Ein festes und gesundes Gewebe hängt von der richtigen Ernährung jeder einzelnen das Gewebe bildenden Körperzelle ab. Ist der Transport wichtiger Nährstoffe zu den Zellen durch einen Stauungszustand im Interzellularraum behindert, verschlacken die Zellen. Und Kalium ist hier der Mineralstoff, der für einen raschen und ungehinderten Nährstofftransport sorgt.

Die Lymphqualität hängt in gewissem Maß vom Kalium ab. Ein gleichmäßiger Fluß sauberer Lymphflüssigkeit ist Voraussetzung für einen glatten, straffen und gesunden Körper. Zwar können wir den Lymphkreislauf durch körperliche Betätigung anregen, ist die Lymphflüssigkeit selbst jedoch einfach zu dick und zähflüssig – oftmals das Ergebnis einer zu hohen Natriumkonzentration in Verbindung mit im Zellzwischenraum festsitzenden zellulären Abfallprodukten –, dann kann der Lymphfluß auch nur träge sein. Die richtige Kaliumkonzentration ist der Garant für eine gute, saubere Lymphflüssigkeit, die gleichmäßig fließt und so den Körper von Abfallprodukten und sonstigen Verunreinigungen säubert.

Abgesehen von seinem Einfluß auf die Cellulite, braucht der Körper Kalium außerdem für ein normales Wachstum, Muskelkontraktion, einen ausgeglichenen Säure-Basen-Haushalt, gesunde Haut, die Eiweißsynthese, eine reibungslose Herzfunktion, Konzentrationsfähigkeit und Nervenstärke. In Anbetracht seiner zahlreichen Verdienste um die Gesundheit wird diesem wichtigen Mineralstoff zuwenig Aufmerksamkeit geschenkt. Der bundesdeutsche Durchschnittsbürger ißt viel zuwenig frisches Obst und Gemüse und viel zuviel Salz.

Ein erster Schritt zum Ausgleich des Mineralhaushalts ist eine Einschränkung der Salzzufuhr. Der nächste Schritt wäre dann eine Erhöhung der Kaliumzufuhr. Die besten Kaliumquellen sind pflanzlicher Herkunft: frisches Obst und Gemüse, Sprossen, Hülsenfrüchte und Vollkorn – die Basis unseres gesunden Ernährungsplans. Den größten Nutzeffekt erzielen Sie, wenn Sie den ganzen Tag über kaliumreiche Nahrungsmittel zu sich nehmen. Alle Obst- und Gemüsesorten enthalten zehn- bis hundertmal soviel Kalium wie Natrium – wie wichtig diese Nahrungsmittel für unsere Gesundheit sind, liegt damit auf der Hand.

In einer gesunden Ernährung sollte das Verhältnis von Kalium und Natrium mindestens zwei zu eins betragen, was ihrem natürlichen Vorkommen im menschlichen Körper entspricht: Kalium macht ungefähr fünf Prozent des Gesamtmineralstoffgehalts im Körper aus, Natrium dagegen annähernd zwei. Anders ausgedrückt: Wir sollten uns täglich mindestens doppelt soviel Kalium wie Natrium zuführen. Das entspricht in den seltensten Fällen der Realität. Im Speiseplan des Durchschnittsbürgers übersteigt die Natriumzufuhr die von Kalium bei weitem. Die nachfolgend aufgeführten typischen Mahlzeiten verdeutlichen dies recht anschaulich:

	NATRIUM/mg	KALIUM/mg
Frühstück		
2 Weizenbrötchen	554	116
30 g Schmelzkäse	378	20
1 Scheibe gekochter Schinken	263	81
2. Frühstück		
1 Plundergebäck	238	72
Mittagessen		
1 Clubsandwich mit Hähnchenfleisch	813	365
1 Salzgurke (groß)	934	130
Abendessen		
Salat mit Essig und Öl (Eisbergsalat mit 2 Tl. italienischem Dressing)	268	110
Lasagne mit Fleischsauce (250 g/Tiefkühlkost)	1000	340
2 Scheiben Weizentoastbrot	220	64
Gesamt:	4668	1298

Einige beliebte Knabbereien für zwischendurch enthalten – im Vergleich zur Kaliumkonzentration – geradezu erschreckend viel Natrium.

	NATRIUM/mg	KALIUM/mg
Salzstangen, -brezeln (100 g)	1800	124
Butterkekse (100 g)	387	139
Salzhering (100 g)	5930	240
Chester 50 % Fett i. Tr. (30 g)	203	31
Grüne Oliven (10)	1400	45

Zum Vergleich nun einige Beispiele mit frischem Obst und Gemüse:

	NATRIUM/mg	KALIUM/mg
Ananas (150 g)	3	258
Artischocken (200 g)	94	700
Avocado (150 g)	5	755
Banane (150 g)	2	573
Brokkoli (200 g)	28	820
Gurken (200 g)	26	282
Grapefruit (150 g)	3	270
Honigmelone (150 g)	30	495
Karotte, ½	25	233
Kartoffeln (250 g)	8	1108
Kirschen, süß (150 g)	5	315
Kiwi (150 g)	6	443
Mango (150 g)	11	285
Nektarinen (150 g)	14	405
Orange (150 g)	4	218
Papaya (150 g)	5	300
Rosenkohl (200 g)	14	780
Spinat (200 g)	108	1266
Tomaten (200 g)	12	594
Wassermelone (150 g)	2	237

(Die Angaben beziehen sich stets auf eine Portionsgröße, den verzehrbaren Anteil sowie auf die rohe Frischware.)

Hier nun noch einige Tips für die Auswahl der besten Kaliumquellen und die Erhöhung Ihrer Tageszufuhr:

- Orangen, Bananen und Folienkartoffeln sind altbewährte
  reiche Kaliumquellen. Nehmen Sie sie regelmäßig in Ihren
  Speiseplan auf.
- Wassermelonen sind äußerst kaliumreich. Nutzen Sie die Me-
  lonensaison stets voll aus. Der Abwechslung halber können
  Sie die Melonen auch in den Mixer oder Entsafter geben.
- Hülsenfrüchte wie weiße Bohnen, Limabohnen, Erbsen und
  Linsen enthalten sehr viel Kalium – Protein im übrigen auch.
  Aus ihnen lassen sich leckere Suppen zaubern.
- Reichern Sie Ihre selbstgemachten Suppen mit Kalium an,
  indem Sie ihnen Pastinaken, Kohlrüben und Kartoffeln bei-
  geben.
- Geben Sie Ihrem Salat und Sandwich stets eine geraspelte
  Möhre bei.
- Avocados sind ausgesprochen kaliumreich und stellen eine
  hervorragende Ergänzung zu Salaten und Sandwiches dar.
  Darüber hinaus enthalten sie biologisch hochwertiges Eiweiß
  und essentielle Fettsäuren.
- Frischgepreßte Gemüsesäfte schmecken nicht nur köstlich,
  sondern versorgen Sie auch reichlich mit Kalium. Ein Glas Karottensaft beispielsweise enthält bereits etwa 800 mg.
- Sie können verschiedene Sorten frisches Obst in den Mixer
  geben und so ein kaliumreiches Frühstück, eine Zwischenmahlzeit oder einen kleinen Appetizer zubereiten. Dieses
  köstliche Püree ist unübertrefflich als erfrischender Kalium-
  «Cocktail».
- Dämpfen, dünsten oder kochen Sie Gemüse mit möglichst
  wenig Wasser, um den Kaliumgehalt weitestgehend zu bewahren. Eine einfache und leckere Lösung sind hier selbstgemachte Suppen, da bei deren Zubereitung keine Flüssigkeit
  verlorengeht.

● Essen Sie nur frisches Obst und Gemüse – Dosen- und Tiefkühlkost haben einen nur noch sehr reduzierten Kaliumgehalt. So enthalten beispielsweise 100 g frische Erbsen 1 mg Natrium und 380 mg Kalium; dieselbe Menge an Erbsen aus der Dose (abgetropft) enthält dagegen 350 mg Natrium und 180 mg Kalium. Das heißt also, die Konservennahrung enthält 350mal soviel Natrium wie die frischen Erbsen, und Kalium ist um mehr als die Hälfte verlorengegangen.

● Kalium sollte stets in natürlicher Form zugeführt werden, also so, wie es natürlich in unseren Nahrungsmitteln vorkommt. Verzichten Sie auf Kalium in Form von Nahrungsmittelergänzungen: Sie können zu Reizungen im Verdauungstrakt führen und in hohen Dosen sogar gefährlich sein.

Obst und Gemüse

Diese beiden sind Ihre besten Verbündeten und sollten Hauptbestandteil Ihres Speiseplans sein. Sowohl Obst als auch Gemüse haben das, was man als «hohe Nährstoffdichte» bezeichnet: Sie enthalten große Mengen an essentiellen Vitaminen und Mineralstoffen und sind gleichzeitig relativ kalorienarm. Darüber hinaus haben sie einen von Natur aus hohen Gehalt an Wasser, Ballaststoffen und Kalium – alles schlagkräftige Waffen im Kampf gegen die Cellulite.

Sie sollten täglich drei bis fünf Portionen Obst und vier bis sechs Portionen Gemüse verzehren. Daß sich dies leicht praktisch umsetzen läßt, werden Sie noch in dem Abschnitt «Planungshilfen für Mahlzeiten» lesen. Der Geheimtip sind hier frischgepreßte Obst- und Gemüsesäfte und frischer Rohkostsalat.

Hier einige Richtlinien für den Verzehr von Obst und Gemüse:

● Grundsätzlich gilt: Kaufen Sie lieber öfter und dafür stets frisches Obst und Gemüse ein. Achten Sie darauf, daß die Ware frisch und knackig ist und keine Druckstellen und weiche Stellen aufweist.

- Kaufen Sie nie mehr, als Sie in den nächsten Tagen auch wirklich verzehren können.
- Bewahren Sie die Produkte stets an einem kühlen, trockenen Platz auf, um einen Nährstoffverlust zu vermeiden.
- Schälen / pellen und schneiden Sie Obst und Gemüse stets erst direkt vor dem Verzehr.
- Lassen Sie Obst und Gemüse nie im Wasser liegen, waschen Sie sie statt dessen nur gründlich unter fließendem Wasser.
- Garen Sie Gemüse stets nur bißfest. Dämpfen und Dünsten sind mit die besten Zubereitungsarten.
- Essen Sie Obst am besten nur roh; es eignet sich wunderbar als Zwischenmahlzeit.
- Kaufen Sie stets nur Obst und Gemüse der Saison – sie haben ihren Geschmack voll entfaltet.
- Essen Sie nur reifes Obst.

Die Bedeutung von Rohkost • Je naturbelassener ein Nahrungsmittel, desto höher auch sein Nährwert. Entsprechend sinkt der Nährwert mit dem Grad der Weiterverarbeitung. Obst und Gemüse sind roh genossen am nährstoffreichsten; gekeimtes Getreide, Gemüse sowie Nüsse und Samen sind eine ausgezeichnete Quelle für eine gesunde Ernährung.

Rohkost ist für unsere Gesundheit und Vitalität von unschätzbarem Wert – und unverzichtbar im Kampf gegen die Cellulite. Richtige Ernährung heißt, unsere Zellen zu «nähren» und somit ihre Reparatur, Erneuerung und ihren Austausch zu ermöglichen sowie den Körper von Abfallprodukten zu reinigen. Natürlich können wir uns auch mit Nahrungsmitteln ernähren, die diese Aufgabe nicht erfüllen – vor allem verarbeitete, raffinierte und gekochte Nahrungsmittel –, doch unseren Zellen und Geweben ist damit die Möglichkeit zum Regenerieren genommen. Die Folge: Wir werden schneller alt und fühlen uns weniger fit, als wir sollten und könnten. Wir sind zwar nicht eigentlich krank, strotzen jedoch auch nicht gerade vor Gesundheit.

Rohkost liefert viele Enzyme. Ohne Enzyme wären unsere Nahrungsmittel nicht verdaulich. Diese in der Nahrung enthaltenen und die von unserem Körper selbst hergestellten Enzyme helfen, aus den Nährstoffen körpereigene Substanzen zu gewinnen. Wir brauchen die in frischen, rohen Nahrungsmitteln vorkommenden Enzyme, um mit ihrer Hilfe das energetische Potential unserer Zellen zu erhöhen und so unserem Körper die zusätzliche Belastung, seine eigenen Reserven abbauen zu müssen, zu ersparen. Kochen wir unsere Nahrungsmittel zu lange, töten wir die darin enthaltenen lebenden Enzyme ab.

Rohkost hat einzigartige reinigende Eigenschaften. Durch Rohkost wird die Menge an Abfallprodukten, mit der der Körper belastet wird, von vornherein reduziert und die Menge an bereits im Gewebe gespeicherten Abfallprodukten abgebaut. Dank ihres hohen Kaliumgehalts entgiftet Rohkost unseren Körper allmählich und trägt im wesentlichen zur Beseitigung des Stauungszustands der Cellulite bei. Außerdem liefert Rohkost die wertvollen Ballast- bzw. Faserstoffe, die so überaus wichtig für die Ausschwemmung von Schlackenstoffen aus dem Verdauungstrakt sind.

Abgesehen vom hohen Vitamin-, Mineralstoff- und Wassergehalt enthält Rohkost auch wertvolle Antioxidanzien, die Gewebe heilen und reparieren (mehr darüber später).

Das heißt aber nun nicht, daß wir uns nur mit Rohkost ernähren sollten. Wir müssen vielmehr einfach versuchen, frische und rohe Nahrungsmittel so oft wie möglich in unseren Speiseplan zu integrieren. Zu einer wirklich ausgewogenen Ernährung gehört nämlich auf jeden Fall eine reichlich bemessene Menge an Rohkost. Erfüllen läßt sich diese Bedingung mühelos, wenn Sie über den ganzen Tag verteilt reichlich frisches Obst und zu den Mahlzeiten immer frischen Salat essen. Versuchen Sie auch immer, eine Mahlzeit mit etwas Rohem zu beginnen: einer Rohkostplatte, Salat, frischem Obst oder einem frischen Obstsalat. Köstlich und einfach zuzubereiten sind ebenfalls frischgepreßte

Säfte oder frisch püriertes Obst. Mindestens 30 Prozent unserer Nahrungsmittel sollten roh genossen werden – je mehr, desto besser.

Frischgepreßte Obst- und Gemüsesäfte ● Indem Sie sich Ihren Obst- und Gemüsesaft mit dem Entsafter selbst herstellen, ziehen Sie den optimalen Nutzen aus diesen Nahrungsmitteln. Derart zubereitete Säfte sind reich an Vitaminen, Mineralstoffen und Enzymen. Frischgepreßte Säfte werden innerhalb von Minuten verdaut und schon kurze Zeit später vom Organismus absorbiert. Und dazu schmecken sie auch noch köstlich!

Frische Säfte löschen ausgezeichnet den Durst und haben eine reinigende sowie tonisierende bzw. revitalisierende Wirkung auf den gesamten Körper. Ihre reinigenden und entgiftenden Eigenschaften sind unübertroffen: Sie reinigen das Blut, entfernen die Schlackenstoffe aus den Zellen und helfen, neues, gesundes Gewebe zu bilden.

Ein Entsafter sollte genausowenig in Ihrer Küche fehlen wie ein Mixer. Der Geschmack frischgepreßter Säfte hat nichts gemein mit den handelsüblichen Fertigsäften, und auch im Hinblick auf ihren Nährwert trennen sie Welten. Wenn Sie noch nie frischgepreßten Obst- oder Gemüsesaft probiert haben, ist Ihnen etwas entgangen, was Sie schleunigst nachholen sollten. Versuchen Sie, jeden Tag ein oder zwei große Gläser frischgepreßten Saft zu trinken – das ist eine wunderbare Methode, den Körper mit Kalium zu versorgen.

Grundsätzlich gilt bei der Saftzubereitung, nicht mehrere Obst- oder Gemüsesorten zu mischen. Es gibt jedoch zwei Ausnahmen von dieser Regel: Apfel geht mit Gemüse und Sellerie mit Obst zusammen. Nehmen Sie grünes Gemüse – Spinat, Grünkohl, Brokkoli, grüne Paprikaschoten, Kopfsalat etc. –, dann bereiten Sie den Saft zu einem Viertel daraus und geben für den Rest Karotten und, je nach Geschmack, noch ein bißchen Apfelsaft dazu. Äpfel können immer zur Geschmacksverbesserung von ansonsten bitter oder streng schmeckenden Säften zugegeben werden.

So beliebt Karottensaft auch ist, größer wäre sein Nutzeffekt noch, würde er mit anderen Gemüsesorten gemischt. Versuchen Sie mal eine Mischung aus Karotten-Sellerie-Gurke, Karotten-Brokkoli-Apfel oder Karotten-Tomaten-Sellerie. Natürlich sind dies nur Empfehlungen, es gibt schier unbegrenzte Kombinationsmöglichkeiten, lassen Sie Ihrer Phantasie nur freien Lauf.

Im folgenden nun noch einige Tips, damit Sie den maximalen Nutzeffekt aus den frischgepreßten Säften ziehen können:

- Nicht schälen! Eine Ausnahme bilden hier Früchte mit rauher Schale wie Ananas, Zitronen, Apfelsinen etc. Ansonsten reicht eine Reinigung mit der Gemüsebürste unter fließendem kaltem Wasser.
- Schneiden Sie Obst und Gemüse erst unmittelbar vor dem Entsaften klein.
- Nehmen Sie nur feste Früchte. Weiches und reifes Obst essen Sie lieber roh am Stück.
- Trinken Sie die Säfte direkt nach der Zubereitung, sonst oxydieren sie und verlieren ihren Gehalt an Vitaminen sowie den ausgesprochen leichtverderblichen Enzymen.
- Können Sie Ihren Saft gelegentlich doch nicht frisch trinken, dann bewahren Sie ihn – für maximal ein paar Stunden – in einem luftdicht abgeschlossenen Behältnis im Kühlschrank auf.
- Nehmen Sie nur kleine Schlucke. Stürzen Sie den Saft nie hinunter.
- Trinken Sie frische Säfte stets – der besseren Nährstoffabsorption zuliebe – auf leeren Magen und niemals beim oder nach dem Essen.
- Stellen Sie den Entsafter jederzeit einsatz- und griffbereit in der Küche auf. Je mehr Umstände es bereitet, ihn in Gebrauch zu nehmen, desto seltener wird er verwendet.

Wenn Sie mehr über die wundervollen Eigenschaften und Möglichkeiten frischgepreßter Säfte erfahren wollen, fragen Sie in Ihrer Buchhandlung nach entsprechender Literatur.

Obstpüree ● Eine köstliche und zudem leicht zuzubereitende Darreichungsform von Obst ist das Püree. Für diese Zubereitungsform spricht einiges: Es werden mehr Nährstoffe absorbiert, und sämtliche Ballaststoffe bleiben erhalten. Der Mixer übernimmt hier das «Kauen» für Sie. Und Sie können mehrere Obstsorten auf einmal essen.

Die Kombination von zwei, drei Obstsorten kommt dem Geschmack des Pürees sehr zugute. Außerdem können Sie so Früchte verwenden, die für sich allein nicht schmackhaft bzw. nicht geschmacksintensiv oder süß genug wären. Sie können auch die Konsistenz der Mischung variieren: Verschiedene Früchte sind von Natur aus «cremiger», während andere einfach «flüssiger» sind. Pfirsiche und Äpfel beispielsweise haben eine glatte, cremige Konsistenz, während Trauben eine saftige Flüssigkeit ergeben. Sie können auch, um eine cremigere Textur zu erhalten, pro Portion ein paar Löffel Naturjoghurt dazugeben.

Ein solch selbsthergestelltes Püree eignet sich bestens als köstliche Leckerei für zwischendurch oder als Nachtisch. Servieren können Sie es in einer stilvollen Dessertschale, garniert mit ein paar Himbeeren, Kiwischeiben oder Erdbeeren. Als letzten Pfiff können Sie auch noch geriebene Nüsse oder Kokosnußraspeln darüberstreuen.

Besonders leckere Mischungen, die Sie unbedingt einmal kosten sollten, sind:

- ein kleiner Apfel, ein Pfirsich oder eine Nektarine und eine Handvoll Erd- oder Himbeeren;
- eine Scheibe frische Ananas, eine halbe Mango oder Papaya und eine Kiwi.

Arbeiten Sie beim Mixer mit der Intervallschaltung, damit nicht zuviel Luft mit eingemixt wird. Geben Sie nötigenfalls ein, zwei Teelöffel frischen Saft dazu, um das Mixen zu erleichtern. Oder mixen Sie zuerst fruchtigere Obstsorten, Beeren oder Trauben beispielsweise, und geben dann erst andere Früchte dazu.

Mixgetränke sind dickflüssige Getränke, die im Mixer hergestellt werden. Um eine etwas flüssigere Konsistenz zu erhalten, können Sie die Banane ganz weglassen oder nur eine halbe verwenden. Achten Sie darauf, daß alle Früchte reif sind.

Fruchtmixgetränk
  1 Tasse frischgepreßten Saft
  1 frische oder tiefgekühlte Banane
  1 oder 2 Tassen frisches Obst nach Wahl
Geben Sie alle Zutaten zusammen in den Mixer.

Salate • Natürlich kann man einen frischen Salat als Entree oder aber nach dem Hauptgang essen – ihn als Vorspeise zu servieren hat jedoch einen Vorteil: Er sättigt und verhindert so, daß Sie zuviel essen. Außerdem regt er die Verdauungssäfte an, vor allem wenn Sie einen Spritzer Zitrone verwenden.

In der Zubereitungsform des Salats kann eine große Auswahl rohen Gemüses verzehrt werden. Neben dem so beliebten Kopfsalat, dem Radieschen- und Tomatensalat sollten Sie auch einmal Zucchini, Brokkoli, Blumenkohl, Zwiebeln, Lauch, grünen und roten Paprika, Pilze, Avocados, frische Erbsen, Gurken, Sellerie und Sprossen zum Salat verwenden.

Den letzten Pfiff können Sie Ihren Salaten geben, indem Sie zum Abschluß noch Apfel- oder Karottenraspel, Korinthen, Samen, Nüsse, Reis oder Buchweizen hinzufügen. Hülsenfrüchte wie Bohnen, Kichererbsen oder Linsen und Getreide wie Reis können aber auch Salatgrundlage sein; das rohe oder gekochte Gemüse wird dann einfach im umgekehrten Verhältnis dazugegeben.

Nachfolgend einige Tips und Empfehlungen zur Salatzubereitung:

● Aus Kartoffeln läßt sich ein köstlicher Salat zaubern; dieser hat freilich nur wenig zu tun mit dem Kartoffelsalat, wie er in Restaurants, Salatbars und im Handel überhaupt zu finden ist. Auf den nämlich sollten Sie völlig verzichten. Versuchen Sie statt dessen, neue oder festkochende Kartoffeln in Stücke zu schneiden und mit einem leichten Dressing anzumachen.

● Kaltes, selbstgebratenes Fleisch stellt eine wundervolle Ergänzung zum Salat dar, vor allem Hähnchen-, Truthahn- und hin und wieder mageres Rindfleisch. Auf Schinken und Speck sollten Sie verzichten, weil sie zu salzig und fett sind.

● Mit dem Eiweiß weichgekochter Eier lassen sich Salate wunderbar verfeinern. Dasselbe gilt für Käse, sofern sparsam mit ihm umgegangen wird; Schweizer Käse ist dem Cheddar bzw. Chester, der recht salzig ist, vorzuziehen.

● Denken Sie beim grünen Salat immer daran, daß es auch hier eine große Auswahl gibt. Versuchen Sie statt Eissalat lieber einmal Römischen Salat, frischen Spinat, Chicorée, Brunnenkresse, Chinakohl, Feldsalat oder Endivien.

Salatdressings ● Dressings sollten sparsam über den Salat geträufelt und nicht darübergegossen werden und den Eigengeschmack des Salats zur Entfaltung bringen. Im allgemeinen neigen wir jedoch dazu, unseren Salat mit Dressing zu erschlagen. Von den meisten handelsüblichen Dressings ist abzuraten. Sie enthalten zuviel Fett, Zucker und Salz und auch chemische Zusatzstoffe. Scheint im ersten Moment auch alles für die Dressings mit reduziertem Kaloriengehalt und auf «ölfreier Basis» zu sprechen, so enthalten sie doch tatsächlich noch mehr Salz und Zusatzstoffe als die üblichen Sorten.

Im folgenden einige Tips zur Dressingzubereitung:

• Versuchen Sie, wenn immer möglich, anstelle von Essig frischen Zitronensaft zu verwenden: Er enthält Vitamin C und wirkt verdauungsfördernd.
• Verfeinern Sie Vinaigrette mit Joghurt, um ein cremiges Dressing zu erhalten. Oder nehmen Sie Joghurt als Basis, und geben Sie Zitronensaft und Dijonsenf zu.

Salatbars • Ob Salatbars als «Gabe Gottes» oder «Teufelswerk» anzusehen sind, hängt davon ab, wie man mit ihnen umgeht. Im allgemeinen ist das Salatangebot viel zu groß; viele Salate sind zudem überladen mit Mayonnaise, Salz, Zucker und Fetten. Gehen Sie hier sehr wählerisch vor.

• Zunächst einmal sollten Sie auf die Fertigsalate wie Kartoffel-, Nudel- oder Eiersalat verzichten.
• Treffen Sie Ihre Wahl aus dem reichlichen Angebot an frischem Gemüse wie Kopfsalat, grünem Paprika, Tomaten, Karotten, Zwiebeln, Brokkoli und Blumenkohl. Geben Sie, falls vorhanden, auch einige rote Bohnen und Kichererbsen dazu.
• Gegen eine Handvoll Croûtons ist nichts einzuwenden, auf Speckwürfel sollten Sie aber gänzlich verzichten.
• Dressing kann alles zunichte machen! Ziehen Sie frischen Zitronensaft oder ein Dressing aus Öl und Essig vor.
• Essen Sie, falls angeboten, ein, zwei Scheiben Vollkornbrot dazu – und Sie haben eine gesunde Hauptmahlzeit.

Suppen
Suppen können ein hervorragendes Nahrungsmittel sein – das gilt vor allem für selbstgemachte. Dosen- und Tütensuppen dagegen sind oft so gesalzen, daß bereits eine Tasse davon den gesamten Tagesbedarf an Natrium deckt. Außerdem enthalten sie viele chemische Substanzen.

Selbstgemachte Suppen dagegen sind etwas Herrliches und obendrein eine reiche Mineralstoff-, vor allem Kaliumquelle, da der Kochsud nicht abgeschüttet wird. Außerdem sind sie sehr sättigend.

Nehmen Sie Suppe als Vorspeise, laufen Sie weniger Gefahr, sich zu überessen. Aber auch als Hauptgang eignet sich Suppe gut, vor allem in Kombination mit Vollkornbrot und einem grünen Salat.

Bereiten Sie die Suppe mit vielen frischen Gemüsesorten zu, und geben Sie dann noch Bohnen, Erbsen, Linsen, Naturreis, Gerste und Nudeln zu. Die Liste der möglichen Zutaten ist schier unbegrenzt.

Und schließlich gibt es auch viele verschiedene Möglichkeiten, die Suppe zu servieren. Heiße Suppen sind im Winter eine Wohltat, kalte im Sommer sehr erfrischend. Im Mixer können Sie eine mehr cremige Suppe zubereiten. Eine dicke, kräftige Suppe kann als Eintopf gereicht werden.

Rohkostsuppen ● Diese Suppen, die aus köstlichen frischen und rohen Zutaten zubereitet werden, stellen eine Gruppe für sich dar. Da das Gemüse hier nicht gekocht oder sonstwie manipuliert wird, bleibt sein Gehalt an Vitaminen, Mineralstoffen, essentiellen Enzymen und Ballaststoffen erhalten.

Die nachfolgenden drei Rezepte sind Empfehlungen für Rohkostsuppen. Ebenso wie bei den frischgepreßten Säften sind auch hier die Möglichkeiten unbegrenzt. Soll die Suppe eine grobe Beschaffenheit haben, sollten Sie die langsame Stufe Ihres Mixers einstellen, für eine cremigere Textur eignet sich besser eine mittlere Geschwindigkeitsstufe. Suppenbasis sollten frischgepreßte Gemüsesäfte oder einfach gefiltertes Wasser sein. Avocados können Sie – allerdings ganz zum Schluß – jeder Rohkostsuppe beigeben, um eine cremige Konsistenz zu erreichen.

Frische Spargelsuppe
  1 Pfund frischer Spargel
  1 Stange Sellerie
  1 Teelöffel Petersilie
  1 Prise Oregano und Thymian
  1 Teelöffel Mandeln
  1 Teelöffel Olivenöl
Vermengen Sie alle Zutaten, und geben Sie sie in den Mixer.

Brokkoli-Cremesuppe
  1 Tasse frischen Brokkoli
  1 Knoblauchzehe
  1 Tasse Alfalfasprossen
  1 Teelöffel Olivenöl
  1 Tasse gefilteres Wasser
  ½ Avocado
Vermengen Sie alle Zutaten, und geben Sie sie in den Mixer.

Gurkenpüree
  1 Gurke
  1 kleine Zucchini
  1 Avocado
  1 Tasse Wasser
  Frischer Zitronen- oder Limonensaft
  1 Knoblauchzehe
Vermengen Sie alle Zutaten, und geben Sie sie in den Mixer.

Diese drei Suppen und alle anderen, die Sie sich selbst ausdenken, können mit Raumtemperatur oder gekühlt serviert werden.

Trockenfrüchte
Trockenfrüche oder auch Dörrobst sind reich an Kalium und Ballaststoffen und, in Maßen genossen, ausgesprochen verdauungsfreundlich. Sie sind jedoch reich an Kalorien, wenngleich

diese auch gesund sind, das heißt einen hohen Nährwert haben. Sie sind eine ideale Ergänzung zu vielen Nahrungsmitteln, so auch zu selbstgemachten Plätzchen, Eierkuchenteig, Frühstücksflocken, selbstgemachtem Brot und Brötchen und sogar zu Salaten.

Darüber hinaus eignen sich Trockenfrüchte ausgezeichnet als Snack zwischendurch, weil sie schnell Energie und Nervennahrung liefern. Ein paar getrocknete Früchte als zweites Frühstück oder zur Kaffeepause nachmittags wären weit besser als süßes Gebäck oder ein Schokoriegel.

Ananas und Papayas jedoch sind zwei Fruchtsorten, bei denen Vorsicht geboten ist. Naturbelassen sind beide gesund, getrocknet jedoch haben sie einen viel zu hohen Zuckergehalt und ernährungsphysiologisch praktisch den Status von Süßigkeiten.

Vollkorn und Hülsenfrüchte

Sie sollten Dreh- und Angelpunkt Ihres Speiseplans sein und den Löwenanteil Ihrer täglichen Kalorienzufuhr ausmachen. Sie sind die mit Abstand besten Energiequellen, weil sie eine langsame und kontinuierliche Verdauung sicherstellen. Darüber hinaus liefern sie große Mengen an Ballaststoffen und essentiellen Nährstoffen.

Vollkorn – Weizen, Reis, Hafer, Gerste, Hirse, Quinoa und Buchweizen – und daraus hergestellte Produkte (Brote, Frühstücksflocken, Teigwaren) liefern den perfekten Brennstoff für den menschlichen Stoffwechsel. Dasselbe gilt auch für die Hülsenfrüchte – getrocknete Bohnen, Erbsen und Linsen –, die einen höheren Eiweißgehalt als jede andere Pflanze haben. Hier möchte ich noch darauf hinweisen, daß Kartoffeln, obwohl ein Gemüse, aufgrund ihrer Molekularstruktur in die Kategorie der «Stärke» fallen. Früher wurden die Stärkelieferanten fälschlich als Dickmacher abgestempelt. Heute wissen wir, daß dies nicht stimmt, daß sie vielmehr sehr arm an Fettkalorien sind. Was sie überhaupt erst zu Dickmachern «degradiert», ist die Art, wie sie zubereitet und serviert werden: Kartoffeln werden gebraten oder in Mayonnaise ertränkt, Bohnen werden mit Schweinefleisch gekocht, zu Teigwaren werden nahrhafte Soßen mit viel Öl, Salz, Zucker und fettem Fleisch gereicht.

Richtig zubereitet, sind Stärkelieferanten hingegen leicht verdaulich und sehr sättigend. Sie liefern hochwertige Nährstoffe einschließlich Eiweiß, und zwar genau in der richtigen Menge und Zusammensetzung. Darüber hinaus sind sie leicht zuzubereiten und ausgesprochen vielseitig.

Im Sinne einer optimalen Ernährung müssen Stärkeprodukte – Reis, Bohnen, Teigwaren, Kartoffeln – stets mit einer großzügigen Portion Gemüse und einem Salat serviert werden. Eine solche Mahlzeit versorgt Sie mit allen erforderlichen Nährstoffen: Eiweiß (Aminosäuren), essentiellen Fettsäuren, Ballaststoffen, Vitamin- und Mineralstoffen.

Hier nun noch einige Tips:

● Ein Bett aus braunem Naturreis ist eine ideale Grundlage für gedämpftes oder gedünstetes Gemüse. Naturreis finden Sie in verschiedenen Sorten im Reformhaus und in Biokost-Abteilungen von Supermärkten.

● Quinoa stellt eine leichte und köstliche Alternative zu braunem Reis dar und hat darüber hinaus eine kurze Garzeit. Zur Geschmacksverbesserung können Sie es in Gemüsebrühe garen.

● Couscous (ein Gericht aus Weizen-, Hirse- und Gerstenmehl) kann wie Reis serviert werden.

● Gerste, die sehr ballaststoffreich ist, kann praktisch jeder Suppe beigegeben werden.

● Buchweizengrütze oder Kascha ist ebenfalls eine ideale Grundlage für gedämpftes oder gedünstetes Gemüse. Wählen Sie bei der Grütze Vollkornprodukte aus.

● Achten Sie bei Teigwaren auf Vollkornprodukte.

- Es gibt eine unendlich große Auswahl an Vollkornbroten – und nicht nur solche aus Weizenvollkorn. Versuchen Sie doch einmal Vier-, Fünf- oder Sechskornbrot.
- Eine gebackene Kartoffel mit einem Kleks Halbfettbutter oder Joghurt, etwas Gemüse und einem großen grünen Salat ist ein köstliches Gericht. Zur Abwechslung können Sie auch einmal süße Kartoffeln oder Batate auf diese Art ausprobieren.
- Hülsenfrüchte sind ausgesprochen vielseitig verwendbar. Sie geben nicht nur wunderbare Suppen, sondern lassen sich auch noch anderweitig verwenden, zum Beispiel im Salat oder als Basis für Dips und auch zerdrückt, als schmackhafter Sandwichaufstrich. Verschiedene Sorten eignen sich auch zum Keimen. (Viele glauben, man müsse Hülsenfrüchte die Nacht über einweichen, was aber nicht stimmt. Hier noch ein Gartip: Bringen Sie getrocknete Bohnen eine Minute lang zum Kochen, und lassen Sie sie dann ein bis drei Stunden stehen. Derart vorbehandelt, haben die meisten Bohnensorten eine relativ kurze Garzeit.)

Sprossen

Sprossen sind ausgesprochen nährreiche, leicht verdauliche und zudem preiswerte Nahrungsmittel. Zum Keimen geeignet sind viele Körner-, Bohnen- und Samenarten. Adzukibohnen, Alfalfa, Gerste, Kichererbsen, Linsen, Mungobohnen, Hirse, Sojabohnen, Sonnenblumenkerne und Weizen sind hier am beliebtesten. Das Keimen macht aus diesen Körnern, Samen und Bohnen hochenergetische Nahrungsmittel voller lebenswichtiger Nährstoffe. Durch Keimung steigt der Vitamingehalt von Samen um ein Vielfaches.

Während des Keimprozesses kommt es zu natürlichen chemischen Veränderungen. Stärke wird zu Einfachzucker gespalten, Fette zu Fettsäuren und Eiweiß zu Aminosäuren. Aufgrund dieser Veränderungen sind Sprossen bereits partiell verdaut und deshalb äußerst absorbierfähig.

Sprossen stellen eine ausgezeichnete Ergänzung zu Salaten und Sandwiches dar. Geben Sie sie Suppen, Schmorgerichten oder sonstigen gekochten Gerichten bei, dann bitte wirklich erst ganz zum Schluß, da sie nur kurz, maximal einige Minuten lang, gekocht werden dürfen.

Sprossen sind praktisch in jedem Supermarkt, Reformhaus und auch in vielen Gemüseläden erhältlich. Suchen Sie wirklich nur die frischesten und knackigsten aus – welkgewordene Sprossen verlieren ihren Nährwert –, oder ziehen Sie sich selbst welche. (Am einfachsten und besten läßt sich dies mit einem sogenannten Keimgerät bewerkstelligen; verschiedene Ausführungen davon finden Sie im Reformhaus und manchen Naturkostläden. Auf diese Weise gezogen, kosten Ihre Sprossen nur ein paar Pfennige und sind hundertprozentig frisch.) Bewahren Sie sie im Kühlschrank, in Plastiktüten oder -dosen (achten Sie darauf, daß sie stets bedeckt sind) auf, halten sie sich bis zu sieben Tage.

Nüsse und Samen

Hierbei handelt es sich um eine ausgesprochen wertvolle Nahrungsmittelgruppe. Zwar sind Nüsse und Samen sehr kalorienreich, dafür weisen sie aber auch einen hohen Gehalt an den für unsere Zellgesundheit so wichtigen ungesättigten Fettsäuren auf und sind reich an Kalium und Ballaststoffen. Der vernünftige Umgang mit ihnen macht sie zu einem wichtigen Nahrungsmittel, das in unserem Speiseplan nicht fehlen sollte.

Nüsse und Samen sollten frisch, roh und ungesalzen verzehrt werden. Rösten geht auf Kosten ihrer guten Verdaulichkeit, Salzen dagegen auf Kosten der empfindlichen Natrium-Kalium-Bilanz in unserem Körper. Durch Ranzigwerden verlieren sie ihren Nährwert und können sogar gesundheitsschädlich werden, da durch die ranzigen Fette freie Radikale freigesetzt werden.

Kaufen Sie Nüsse und Samen stets nur in kleinen, schnell verzehrbaren Mengen, und bewahren Sie sie im Kühlschrank auf. Essen Sie sie, solange sie noch ganz frisch sind. Eine gute Idee ist es, sie miteinander zu mischen, um so ein ausgewogenes Aminosäurenverhältnis zu erhalten. Nüsse und Samen stellen ausgezeichnete hochenergetische Zwischenmahlzeiten und eine köstlich-knackige Ergänzung zu Salaten dar.

Zum Thema Ballaststoffe

Hierbei handelt es sich um für den Menschen unverdauliche Bestandteile pflanzlicher Nahrungsmittel. Sie kommen in Vollgetreide, getrockneten Bohnen und Erbsen sowie in allen Obst- und Gemüsesorten vor. Dank ihrer Unverdaulichkeit «fegen» sie gewissermaßen den Verdauungstrakt frei von Abfallprodukten und abgestorbenem Zellmaterial. Außerdem wirken sie bremsend auf die Verdauung komplexer Kohlenhydrate und ermöglichen so eine langsamere Glukosefreisetzung und somit einen konstanten Blutzuckerspiegel. Sie verhindern das Abrutschen in eine Hypoglykämie, einen plötzlichen Blutzuckerabfall, mit den bekannten Folgen – Hungergefühl, Reizbarkeit und Müdigkeit –, und sorgen damit für einen beständigeren Energiespiegel und eine bessere Laune.

Es gibt viele verschiedene Ballaststofftypen, zum Beispiel Zellulose, Hemizellulose, Lignin und Pektin, die alle wichtig und nützlich für uns sind. Ballaststoffe sind das «Gegengift» gegen die verbreitetsten Ernährungsstörungen, Folgen unserer modernen Kost aus raffinierten, verarbeiteten Nahrungsmitteln, zu deren Spitzenreiter die Verstopfung zählt. Sie unterstützen die Ausscheidung, indem sie über Wasserbindung und den damit verbundenen Quelleffekt für mehr Stuhlvolumen sorgen. Indem sie die Darmpassage beschleunigen, lassen sie Bakterien und anderen Krankheitserregern oder krankhaften Zuständen keine Entwicklungsmöglichkeit. Leider haben die Ballaststoffe heute in der Ernährung immer noch nicht den Stellenwert, der ihnen eigentlich zukäme. Viele Leute sehen den Einsatz der Ballaststoffe immer noch auf das Frühstück begrenzt: Knäckebrot, Frühstücksflocken und -müsli. Tatsächlich aber sollten Sie über den ganzen Tag verteilt eine reiche Auswahl an ballaststoffreichen Nahrungsmitteln verzehren. Morgens etwas Weizenkeime oder Kleie über das Müsli zu streuen und dann den ganzen Tag nichts mehr zur Deckung seines Ballaststoffbedarfs zu unternehmen – das funktioniert nicht. Und vergessen Sie nicht, tierische Produkte wie Fleisch, Geflügel, Milchprodukte, Eier, Fisch und Schaltiere enthalten überhaupt keine Ballaststoffe.

Sämtliche nichtverarbeiteten, das heißt weitestgehend naturbelassenen pflanzlichen Nahrungsmittel sind ausgesprochen ballaststoffreich. Wenn Sie sich an die Richtlinien zur gesunden, cellulitefreien Ernährung halten, können Sie davon ausgehen, jede Menge wertvoller, natürlicher Ballaststoffe aus den allerbesten Quellen zu beziehen. Anders ausgedrückt, die «richtige Ernährung» wird – automatisch und ohne daß große Rechenkunststücke nötig wären – Ihren Bedarf an diesem wichtigen Bestandteil decken.

Wasser – ein unterbewerteter Nährstoff

Wasser ist unser wichtigster, leider aber auch am stärksten unterbewerteter Nährstoff. Während wir eine ganze Weile ohne Essen überleben können, würden wir bereits nach wenigen Tagen ohne Wasser sterben. Wasser regelt den Wärmehaushalt des Körpers, transportiert Sauerstoff und Nährstoffe zu den Zellen, scheidet Abfallstoffe aus dem Körper, schmiert die Gelenke und hält das Immunsystem funktionsfähig. Neben all diesen Vitalfunktionen erfüllt Wasser noch eine wichtige Aufgabe: Es macht das Gewebe und die Haut geschmeidig und jung.

Und Wasser ist auch besonders wichtig beim Kampf gegen die Cellulite. Es hat eine beispiellos reinigende Wirkung und ist das einzige gesunde Diuretikum. Wasser schwemmt die Schlackenstoffe, die die Mikrozirkulation beeinträchtigen, aus und verläßt den Körper über den Schweiß und den Urin. Bei einem gestörten Wasserhaushalt kann sich die Gewebsverschlackung, die die Cellulite verursacht, im Interzellularraum ansammeln. Und genau diesen Zustand wollen wir verhindern bzw. beheben. Wasser, in den richtigen Mengen und zum richtigen Zeitpunkt getrunken, trägt in erheblichem Maß zur Reinigung der inneren Umwelt bei.

Der menschliche Körper besteht zu etwa 60 bis 70 Prozent aus Wasser. Dieses Wasser verteilt sich relativ gleichmäßig auf die drei Flüssigkeitsbereiche im Körper: im Zellinnern, im extrazellulären Raum im Interstitium und in den Blutgefäßen. Die Funktionsfähigkeit jeder einzelnen Zelle hängt vom Wasser ab. Wasser ist unverzichtbar für die Verdauung und Nährstoffabsorption aus dem Gastrointestinaltrakt sowie für die Ausscheidung von Abfallprodukten.

Wasser hilft nicht nur, die Cellulite zu bekämpfen, sondern ist auch wichtiger Bestandteil jeder Gewichtskontrolle. Wer zur Flüssigkeitsretention neigt, dem kann hier durch Wasser bereits geholfen werden. Ein weit verbreiteter Irrglauben ist, eine Wasserretention sei mit einem hohen Wasserkonsum verbunden. Dem ist aber nicht so. Für diesen Zustand verantwortlich ist vielmehr Natrium bzw. Salz, indem es Flüssigkeit im Gewebe bindet. Durch Trinken reinen Wassers können Sie dieser Neigung entgegenwirken.

Wieviel Wasser brauchen wir nun aber tatsächlich? Nun gibt es ja solche, die postulieren, man solle Wasser gleich literweise trinken. Der Meinung kann ich mich allerdings nicht anschließen, denn auch hier ist – wie in allen anderen Bereichen – das Maßhalten oberstes Gebot: Der inneren Harmonie des Körpers wird man am besten durch den Konsum vernünftiger Mengen an Wasser und Nahrungsmitteln gerecht. Mindestanforderung sind jedoch sechs bis acht Gläser Wasser über den Tag verteilt – Sie können auch mehr brauchen, wenn Sie beispielsweise ausgiebig und intensiv Sport treiben, viel schwitzen oder unter starkem Streß stehen.

Trinken Sie stets nur kleine Mengen; ideal wäre beispielsweise jede Stunde ein halbes Glas oder ein Glas alle zwei Stunden. Und stürzen Sie das Wasser nicht hinunter. Auf diese Weise kann es seine Aufgabe, zu nähren, zu reinigen, zu entgiften und zu hydrieren, am besten erfüllen.

Denken Sie auch daran, daß Nahrungsmittel mit einem von Natur aus hohen Wassergehalt – Obst und Gemüse bestehen zu durchschnittlich 80 bis 90 Prozent aus Wasser – die Basis unserer Anti-Cellulite-Ernährung bilden. Indem wir also viele Nahrungsmittel mit hohem Wassergehalt essen und über den gesamten Tag verteilt Wasser trinken, können wir sichergehen, den Bedürfnissen unseres Körpers gerecht zu werden.

Zu den Mahlzeiten selbst sollte, um die Verdauungssäfte nicht zu verdünnen, nicht getrunken werden. Und das Essen mit Flüssigkeit «hinunterzuspülen», verleitet zum Mehressen, weil dann nicht richtig gekaut wird. Zur Not können Sie auch zur Mahlzeit Wasser trinken, sofern Sie nur wirklich ganz kleine Schlückchen nehmen.

Nachfolgend noch einige Tips, wie Sie Ihren Wasserkonsum steigern können:

- Trinken Sie morgens auf nüchternen Magen als erstes ein großes Glas Wasser.
- Haben Sie beim Arbeiten, Lesen und Entspannen immer ein Glas Wasser griffbereit.
- Machen Sie es sich zur Gewohnheit, vor, während und nach dem Sport immer reichlich Wasser zu trinken.
- Kommen Sie an einem Brunnen vorbei, genehmigen Sie sich stets einen erfrischenden und großzügigen Schluck.
- Geben Sie Ihrem Wasser ab und zu durch einen Spritzer frischer Zitrone eine andere Geschmacksnote.
- Und ersetzen Sie schließlich andere Getränke durch Wasser. Diätgetränke, Kaffee und Tee entziehen Ihrem Organismus Wasser, indem sie als Diuretika wirken.

Die Qualität Ihres Wassers ● Tausende chemischer Substanzen finden ihren Weg in unser Trinkwasser. Manche, wie etwa Chlor, werden zu unserem eigenen Schutz zugesetzt, um Bakterien und andere schädliche Substanzen abzutöten. Andere entstehen bei der Chlorierung als Abfallprodukt des Chlors. Andere chemische Substanzen dagegen gelangen durch vermeidbare Verunreinigung des Grundwassers in die Trinkwasserversorgung; sie stammen beispielsweise aus der Schwerindustrie, Landwirtschaft und Abfallentsorgung.

Es ist zu unserem eigenen Nutzen, wenn wir selbst auf die Sauberkeit unseres Trink- und auch Kochwassers achten. Eine einfache Methode, den größten Teil chemischer und sonstiger unerwünschter Substanzen aus unserem Wasser zu entfernen, ist der Einsatz eines Wasserfilters. Er ist eine gute Investition in Ihre Gesundheit. Achten Sie aber darauf, daß Sie die Kartusche oft genug austauschen; als Faustregel mag gelten: doppelt so oft wie vom Hersteller empfohlen.

Und wie sieht's mit Mineralwasser aus? ● Tafelwasser und stille Mineralwasser sind zur Deckung des Wasserbedarfs ebenso geeignet wie Leitungswasser. Kohlensäurehaltige Mineralwasser sollten Sie dagegen seltener trinken. Mit einem Spritzer frischer Zitrone oder Limone versehen, sind sie jedoch herrlich erfrischend und ein perfekter Ersatz für alkoholische Getränke. Sie sollten nur langsam und in kleinen Schlückchen getrunken werden.

Planungshilfen für Mahlzeiten
Das Ernährungskonzept zur Bekämpfung der Cellulite ist tatsächlich recht einfach. Bedenken Sie auch, daß es sich dabei um keine Diät im klassischen Sinn handelt, sondern eben um eine auf Dauer angelegte Form der Ernährung. Sie müssen sich hierzu in den einzelnen Ernährungskomponenten beschränken, nicht aber in den Mengen, sofern sich diese im vernünftigen Rahmen

bewegen. Mit den richtigen Nahrungsmitteln und den richtigen, am Ende dieses Kapitels dargelegten Ernährungsgrundsätzen können Sie gar nichts mehr falsch machen. Sie werden sich weder hungrig fühlen noch den Eindruck haben, Verzicht üben zu müssen. Diese Mahlzeiten sind sättigend, schmackhaft und nährstoffreich. Und haben Sie erst einmal angefangen, sich auf diese Weise zu ernähren, wird Ihnen das bald schon selbstverständlich erscheinen.

Frühstück • Von den Nahrungsmitteln, die Sie morgens essen, zehrt Ihr Körper als Betriebsstoff bis zum Mittagessen. Das Frühstück muß nicht zwangsläufig reichhaltig sein, es muß nur die richtigen Nährstoffe enthalten. Ideal zum Start in den Tag ist ein Glas frischgepreßter Fruchtsaft – etwa aus Orange, Grapefruit oder Ananas – oder frisches Obst – ein paar saftigsüße Scheiben Mango oder Papaya, frische saftige Beeren, eine Handvoll Trauben oder einige Kiwischeiben.

Die Auswahl für das eigentliche Frühstück ist dann recht groß: Sehr beliebt sind heute Frühstücksflocken und -müsli; die handelsüblichen Marken aus Getreideflocken, geschroteten, gekeimten und gequollenen Körnern und Nüssen sind eine ausgezeichnete Wahl. Im Reformhaus, in Naturkostläden und der Biokost-Abteilung im Supermarkt finden Sie eine große Auswahl. Sie lassen sich alle zubereiten mit fettarmer oder Magermilch oder Naturjoghurt sowie Rosinen, Korinthen oder Datteln zum Süßen. Eine weitere geschmackliche Variante: ca. 100 Gramm Naturjoghurt, dazu einige aufgeschnittene Feigen oder Pflaumen, ein paar Samen – Sonnenblumen, Sesam – und gehackte Walnüsse oder Mandeln sowie ein oder zwei Löffel Frühstücksflocken.

Einen Vollkorntoast mit fettarmem Käse oder ein wenig Halbfettbutter und Fruchtmus können Sie mit einem Glas fettarmer oder Magermilch ergänzen. Sie können sich aber auch hin und wieder einen in geschlagene Eier eingetunkten und im Backofen

ausgebackenen Vollkorntoast oder ein paar köstliche Buchwei-
zenpfannkuchen zubereiten.

Und niemand verlangt von Ihnen, daß Sie sofort nach dem
Aufstehen frühstücken, das können Sie ruhig um ein paar Stunden verschieben. Manche Leute sind frühmorgens einfach nicht
hungrig, und dafür kann es viele verschiedene Gründe geben,
wie etwa ein spätes und/oder schweres Abendessen am Vortag.
Nachts werden unsere Körperfunktionen, wie etwa die Verdauung, erheblich gedrosselt, so daß es vorkommt, daß wir morgens noch die Mahlzeit vom Vorabend verdauen. Dies ist ein
Grund mehr, warum wir bis spätestens neunzehn Uhr Abend-
brot gegessen haben sollten.

Nachfolgend zwei weitere Frühstücksempfehlungen, die
recht simpel sind und doch ihren Zweck erfüllen:

Energieshake
    ½ Tasse fettarme oder Magermilch
    ½ Tasse Saft oder frische saftige Frucht
    2–4 Teelöffel Naturjoghurt
    ½ Banane
    Eine Handvoll Beeren
Vermengen Sie alle Zutaten, und geben Sie sie in den Mixer.

Um eine milchfreie Variante zu bekommen, brauchen Sie nur
die Milch und den Joghurt durch Sojamilch (aus Reformhaus
oder Bioladen) oder Mandelmilch (aus Wasser und einigen
Mandeln hergestellt) zu ersetzen.

Für all jene, die es morgens eilig haben und schnell was im
Stehen frühstücken, sind eine Handvoll Mandeln und ein paar
Datteln zusammen mit einem kleinen Glas Milch oder etwas Na-
turjoghurt ein perfektes, völlig ausreichendes Frühstück.

Als zweites Frühstück eignet sich ein großes Glas frischgepreßter Frucht- oder Gemüsesaft oder ein Stück Obst.

Mittagessen • Jetzt hat das Gemüse in Form reichlich bemessener, knackiger Salate, köstlicher Sandwiches und nahrhafter Suppen seinen großen Auftritt. Natürlich passen Salate und eine reichhaltige Auswahl frisches Obst ausgezeichnet zusammen, mittags jedoch sollte diese Kombination auf jeden Fall noch durch etwas fettarmen Hüttenkäse oder Joghurt ergänzt werden, um das Ganze eiweißreicher zu gestalten und für einen länger anhaltenden Sättigungseffekt zu sorgen.

Ein großer, frischer Salat ist ein ausgezeichnetes Mittagsmahl, vor allem zusammen mit ein, zwei Scheiben Vollkornbrot. Es stehen Ihnen hierzu alle Gemüsesorten der Saison zur Verfügung – und nicht nur der übliche Kopfsalat und die Tomaten. Wie wir bereits im Abschnitt über den Salat gesehen haben, sind die Möglichkeiten hier schier unbegrenzt. Auch Sandwiches sind eine beliebte und schmackhafte kalte Mittagsmahlzeit. Sie können sich nach Geschmack eigene Kreationen zusammenstellen, finden heute aber auch auf vielen Speisekarten durchaus verlockende und nährstoffreiche Angebote. Vollkorn- oder Fladenbrot aus Weizenvollkorn kann beispielsweise zunächst mit einer Paste aus zerdrückten Bohnen bestrichen und sodann mit knackig-rohem Gemüse und einer Handvoll Sprossen gefüllt werden. Besonders schmackhaft ist auch das «California Sandwich»: in Scheiben geschnittene Avocado, Tomaten, Gurke und Sprossen, mit etwas Mayonnaise auf Brot. Eine weitere köstliche Mahlzeit sind eine Schale kräftiger Suppe, ein kleiner Salat und ein oder zwei Scheiben Vollkornbrot.

Und wenn Sie am Nachmittag der Hunger überkommt und Sie Appetit auf eine kleine Zwischenmahlzeit haben, versuchen Sie's mal mit einem großen Glas frischgepreßtem Frucht- oder Gemüsesaft oder einfach einem Stück Obst.

Abendessen • Mittag- und Abendessen sind praktisch untereinander austauschbar. Dennoch hier ein paar zusätzliche Anregungen: Daheim können Sie sich schnell eine frische Suppe oder einen Salat zubereiten – und Reste geschickt weiterverarbeiten. Ideal ist beispielsweise ein Abendessen mit braunem Reis und gedämpften oder gedünstetem Gemüse; am folgenden Abend können Sie dann die Reisreste für einen Salat weiterverwenden. Dasselbe gilt für mageres Hühnchenfleisch, das Sie den einen Abend mit gedämpftem oder gedünstetem Gemüse essen und den nächsten als köstliche Garnitur für Ihren Salat verwenden können.

Weitere Möglichkeiten für ein Abendessen daheim oder im Restaurant:

- Teigwaren mit einer leichten Soße und einer reichlich bemessenen Portion aus bißfestem Gemüse und einem Salat.
- Gekochter oder pochierter Fisch mit frisch gekochtem Gemüse und / oder einem großen Salat.
- Ein Omelett mit Salat (auch bestens geeignet als Mittagessen, vor allem wenn Sie in einem Restaurant mit einer relativ bescheidenen Auswahl speisen).
- Eine gebackene Kartoffel mit einer großen Portion gedämpftem oder gedünstetem Gemüse und einem kleinen Salat.
- In der Wok gegarte Gemüsegerichte mit etwas Huhn oder Truthahn als Beilage sind ebenfalls eine ausgezeichnete Wahl.

Diese Liste von Empfehlungen hat natürlich nur beispielhaften Charakter und ließe sich endlos weiterführen; denn denken Sie immer daran: Sie sind nicht auf Diät. Holen Sie sich aus den vielen Kochbüchern mit Rezepten für gesunde Ernährung, mit Gerichten aus frischen, mageren und nährstoffreichen Nahrungsmitteln, die leicht zuzubereiten und einen geringen Salz-, Fett- und Zuckergehalt haben, Anregungen.

Und können Sie abends auf ein «Betthupferl» nicht verzichten, ist ein Apfel immer noch die beste Wahl.

Aufbau- und Kräftigungskost zur Gewebereparatur

Feste, glatte Haut ist abhängig von einer intakten Kollagenfunktion. Dieses aus Protein bestehende Molekül gibt der Haut ihre Elastizität, Spannkraft und Kontur. Wie bereits in Kapitel 1 ausgeführt, nimmt die Regenerationsfähigkeit der kollagenen Fasern mit zunehmendem Alter ab. Hierbei handelt es sich jedoch nicht allein um eine reine Alterserscheinung, vielmehr geht die Schädigung zum größten Teil auf das Konto einer ungesunden Lebensführung. Durch Zufuhr bestimmter Nährstoffe läßt sich weiterem Schaden nicht nur vorbeugen, sondern die eine oder andere bereits bestehende Schädigung sogar wieder reparieren.

Freie Radikale und Gewebsschädigung

Freie Radikale oder Sauerstoffradikale spielen bei der Gewebsschädigung eine große Rolle. Der als «Vernetzung» bekannte Prozeß, das heißt die intramolekulare Brückenbildung von Proteinen unter bestimmten Rahmenbedingungen, ist für das so typisch ungleichmäßige und damit vorzeitig gealterte Aussehen der Haut im Oberschenkel- und Gesäßbereich weitestgehend verantwortlich. Hierdurch kommt es zum Zusammensacken und zur Faltenbildung der Hautoberfläche, die oft mit der Entstehung tiefer Dellen einhergehen.

Zwar ist es richtig, daß freie Radikale permanent als natürliches Produkt des Stoffwechsel entstehen, auch brauchen wir eine bestimmte Menge kontrollierter Oxidation. Ein Zuviel jedoch kann zu einer Form der Gewebsschädigung führen, wie sie oben beschrieben wurde.

Freigesetzt werden freie Radikale unter anderem durch:

- fettreiche Nahrungsmittel
- Überernährung – je mehr Nahrungsmittel verstoffwechselt werden, desto mehr freie Radikale werden freigesetzt.

● rapiden Gewichtsverlust
● Umweltverschmutzung
● Vergiftung von innen durch Tabakrauch, überhöhten Alkohol- und Koffeinkonsum, Drogen, Streß, Verstopfung und Krankheit.

«Heilkräftige» Nahrungsmittel

Glücklicherweise hat uns die Natur gegen die freien Radikale mit einem wirksamen Gegenmittel in Form der Antioxidanzien ausgestattet. Diese Substanzen machen die potentiell gefährlichen freien Radikale unwirksam, bevor sie vitale Zellen schädigen können. Der Körper stellt mit den Enzymen Superoxiddismutase (SOD) und Glutathionperoxidase seine eigenen Antioxidanzien her.

Auch in den Nahrungsmitteln gibt es viele natürliche Antioxidanzien, die uns hier zur Hilfe kommen können. Zu den wirksamsten zählt das Betacarotin (Vitamin A), Vitamin C und E sowie der Mineralstoff Selen. Zur eigenen Herstellung von Antioxidanzien braucht der Körper jedoch eine ausreichende Versorgung mit Zink, Kupfer und Magnesium.

Antioxidanzien können als natürliche Gewebsheiler gelten und helfen, die mit zunehmendem Alter eintretenden Gewebsschädigungen zu reparieren. Tatsächlich läßt sich nämlich mit Hilfe dieser wirkungsvollen heilkräftigen Substanzen der Prozeß der sogenannten «Voralterung» zu einem Großteil verhindern bzw. stoppen. Wir können uns selbst vor der Schädigung durch freie Radikale schützen, indem wir für eine reichliche Zufuhr natürlicher Antioxidanzien aus Nahrungsmittelquellen sorgen. In Ihren Speiseplan sollten Sie dazu auf jeden Fall folgende Nahrungsmittel aufnehmen:

Betacarotin ● Süße Kartoffeln, Karotten, Spinat, Brokkoli, grünes Blattgemüse, gelbes Gemüse, roten Paprika, Papaya und Aprikosen.

Vitamin C • Zitrusfrüchte, Tomaten, Kartoffeln, Brokkoli, Rosenkohl, Weißkohl, Blumenkohl, Grünkohl und Paprikafrüchte.

Vitamin E • Vollkorn, grünes Blattgemüse, Weizenkeime, Weizenkeimöl, Sonnenblumenöl, Mandeln, Pekannüsse und kaltgepreßtes Pflanzenöl.

Selen • Vollkorngetreide und -brot, Weizenkeime, Spargel, Brokkoli, Zwiebeln, Knoblauch, Tomaten, Kohl, Eigelb, Meeresfrüchte und Milch.

Zink, Kupfer, Mangan • Vollkorn, Samen, Nüsse und Gemüse.

Ein Extratip zur Förderung der Kollagenerneuerung
Unter normalen Umständen wird etwa die Hälfte der kollagenen Fasern alle fünf bis sieben Tage ersetzt. Wir können nun tatsächlich diesen Prozeß beschleunigen – und sogar intramolekulare Eiweißvernetzung zu einem gewissen Grad rückgängig machen –, indem wir ein paar spezielle Obstsorten in unseren Speiseplan aufnehmen. Vor allem Ananas und Papaya enthalten die wertvollen kollagenerneuernden Enzyme Bromelain und Papain. Und auch Mango und Kiwi enthalten vergleichbare Enzyme, die zur Bildung neuer, gesunder Kollagenfasern beitragen. Diese vier köstlichen Obstsorten sollten roh und in ihrem natürlichen, vollen Reifestadium verzehrt werden.

Sie können diese Früchte so, wie sie sind, essen oder zu einem Püree mixen, das ein erfrischendes Frühstück oder eine köstliche Zwischenmahlzeit abgibt. Doch Vorsicht: Essen Sie nicht so viel davon, daß Sie durch die Fruchtsäure einen wunden Gaumen bekommen. Und haben Sie ein Geschwür im Magen, dann sollten Sie gänzlich auf diese Früchte verzichten, da sie den Heilungsprozeß verzögern.

Kräftigen Sie Ihre Kapillaren

Aus europäischen Untersuchungen geht hervor, daß Frauen mit Cellulite oft schwache Kapillaren aufweisen. Wie bereits zu einem früheren Zeitpunkt erklärt, wird der Entwicklungsprozeß der Cellulite an erster Stelle durch eine erhöhte Durchlässigkeit geschwächter Kapillargefäße gefördert. Eine Kräftigung der Kapillarwände würde somit die gesamte Mikrozirkulation verbessern und außerdem diese Tendenz herabsetzen.

Bestimmten Nährstoffen, nämlich den Bioflavonoiden und Vitamin C, kommt eine besondere Bedeutung in der Verbesserung der Kapillarfunktion zu. Viele der Nahrungsmittel, die kräftige Kapillaren entwickeln helfen, enthalten auch hohe Kaliumkonzentrationen.

Bioflavonoide sind natürliche Substanzen und kommen in Obst und Gemüse, vor allem den Vitamin-C-haltigen Sorten, vor. Diese beiden Nährstoffe kräftigen im gemeinsamen Zusammenspiel die Kapillargefäße und machen sie elastischer. Aufgrund ihrer regulierenden Wirkung auf die Kapillarpermeabilität wurden die Bioflavonoide ursprünglich auch als Vitamin P bezeichnet. Dieser Nährstoff hält gemeinsam mit Vitamin C die kollagenen Fasern, das Strukturmaterial der Kapillaren, in Schuß. Darüber hinaus fördert es die Verwertung von Vitamin C und verhindert dessen Oxidation.

Die besten Bioflavonoidlieferanten sind die Zitrusfrüchte, also Orangen, Grapefruits, Zitronen und Limonen (wobei soviel von ihrem Fruchtfleisch wie möglich gegessen werden sollte), sowie Trauben, Aprikosen, Erdbeeren, Papaya, schwarze Johannisbeeren, Pflaumen und Kirschen. Zu den Gemüsequellen zählen Brokkoli, rote Paprika und Tomaten. Sämtliches Obst und die meisten Gemüsesorten sollten natürlich roh gegessen werden. Bei Vollkorn sind Buchweizen oder Kascha die beste Auswahl. Und sogar eines unserer beliebtesten Gewürze, nämlich Paprika, enthält Vitamin P.

Besondere Umstände – und einige Tips

Auswärts essen

Restaurantessen enthält im allgemeinen zuviel von all dem, das wir eigentlich zu meiden suchen: Salz, Fett und Zucker. Obendrein kommen auch viele Gaststätten nicht ohne eine bestimmte Menge weiterverarbeiteter Nahrungsmittel oder Fertigkost aus, um ihr Menü zu ergänzen. Mit etwas Vorsicht und Geschicklichkeit können Sie jedoch lernen, eine Auswahl zu treffen, die Ihren Ernährungsplan nicht völlig umwirft.

Auswärts essen zu gehen kann und soll auch ein Vergnügen sein. Wer mehrmals die Woche – ob aus gesellschaftlichen oder beruflichen Gründen – im Restaurant essen muß, der kann auch hieraus das Beste machen, indem er ein paar Dinge beachtet und die richtige Auswahl zu treffen lernt.

Hier ein paar sicherlich hilfreiche Empfehlungen:

- Essen Sie ein Stück frisches Obst oder etwas rohes Gemüse, *bevor* Sie ins Restaurant gehen, um den größten Hunger zu stillen.

- Umgehen Sie Versuchungen, indem Sie den Ober bitten, bestimmte Menübestandteile oder Beilagen von vornherein gar nicht mit aufzutragen. So werden bestimmte Gerichte beispielsweise mit Pommes frites, Weißkrautsalat, Kroketten und Essiggemüse gereicht. Liegen diese erst gar nicht auf Ihrem Teller, werden Sie sie auch nicht vermissen. Fragen Sie statt dessen nach nährstoffreichen Beilagen.

- Versuchen Sie schon vorher zu entscheiden, was Sie essen wollen, damit Sie sich beim Lesen der Speisekarte nicht doch zu einer falschen Auswahl hinreißen lassen.

- Seien Sie sehr bestimmt in Ihrer Bestellung. Haben Sie keine Angst zu fragen, wie bestimmte Nahrungsmittel zubereitet werden: ob sie gebraten, gebacken, pochiert oder gekocht sind. Verlangen Sie gedämpftes oder gedünstetes Gemüse, ohne Öl oder Butter zubereitetes Fleisch und Geflügel und frisches, kein Dosenobst. Bitten Sie darum, daß der Braten- fond, die Soße oder das Dressing extra gereicht werden, damit Sie die Portionen kontrollieren können. Und vor allem eins: Es muß Ihnen nicht unangenehm sein, so zu bestellen. Diese Wünsche sind weder ausgefallen noch schwierig zu erfüllen.

● Versuchen Sie, die Mahlzeit mit einem einfachen grünen Salat oder frischem Obst zu beginnen. Beide stillen erst einmal den größten Hunger und halten Sie davon ab, sich über den Brot- korb herzumachen. Außerdem führen Sie sich damit die in unserem Ernährungsplan geforderte Rohkost zu, die Sie mit den nötigen Enzymen für eine richtige Verdauung und leichte Nährstoffassimilation versorgt.

● Ein Salat und ein oder zwei kleine Vorspeisen ersetzen oft eine komplette Mahlzeit und sind außerdem abwechslungsreich.

● Wenn Sie Brot essen, dann bitte ohne oder nur ganz dünn mit Butter bestrichen.

● Bestellen Sie nie etwas Sahniges.

● Suchen Sie Ihr Restaurant stets sorgfältig aus. Setzen Sie keinen Fuß in ein solches, dessen Speisekarte lediglich hochkalori- sche, fettreiche Nahrungsmittel bzw. Gerichte anbietet.

● Bestellen Sie nie etwas Gebratenes. Gekochte, gebackene, ge- röstete, pochierte und gedämpfte oder gedünstete Nahrungs- mittel sind am gesündesten.

● Wenn Sie nicht gerade der Diszipinierteste sind, dann sollten Sie Büffets oder Brunchs, bei denen Sie zum Einheitspreis so- viel essen können, wie Sie wollen, tunlichst vermeiden.

● Essen Sie chinesisch, dann fragen Sie nach glutamatfreien Ge- richten. Und Vorsicht: Nudeln sind hier in den meisten Zube- reitungsarten zu fett.

Henkelmann & Co.

Wenn Sie berufstätig sind und außer Haus arbeiten, versuchen Sie sich anzugewöhnen, Essen mit zur Arbeit zu nehmen. Diese

Angewohnheit kann wahre Wunder bei Ihrer Gesundheit, Ihrer Figur, Ihrer Energie und auch Ihrem Geldbeutel wirken. An allererster Stelle wird zunächst einmal Ihr Leistungsgrad dramatisch ansteigen, da sich Ihr Mittagessen den ganzen Nachmittag über auf Ihre Stimmung auswirkt. Darüber hinaus gelangen Sie so in den Genuß nährstoffreicher Nahrungsmittel, essen weniger Kalorien, Fett, Zucker und Salz und dafür mehr Vitamine und Mineralstoffe.

Hier nun ein paar Ratschläge für den Transport Ihres Mittagsmahls:

❋ Für einen Salat stecken Sie alle trockenen Zutaten in eine Plastiktüte oder Tupperware; das Dressing geben Sie in einen Extrabehälter (oder bewahren Sie es am Arbeitsplatz auf). Richten Sie den Salat erst direkt vor dem Verzehr an.

❋ Fladenbrot oder Pitas lassen sich leicht transportieren. Damit das Brot nicht durchweicht, geben Sie die Füllung erst ganz zum Schluß hinein.

❋ Suppen und Eintöpfe lassen sich in Thermoskannen bzw. dem altbewährten Henkelmann transportieren.

❋ Lassen Sie Ihrer Phantasie bei der Verwertung von Resten aus Ihrer Küche freien Lauf, Hauptsache ist, Ihren Vorlieben und Bedürfnissen dabei gleichermaßen gerecht zu werden.

Zwischenmahlzeiten
Zwischendurch mal naschen ist in Ordnung, sofern Sie nur nach den richtigen Lebensmitteln greifen. Die folgenden Nahrungsmittel etwa stehen durchaus im Einklang mit Ihrem gesunden Ernährungsplan:

❋ Frisches Obst
❋ Rohkostplatte
❋ Selbstgemachte Shakes und Furchtmixgetränke
❋ Frischgepreßter Gemüsesaft

- Fettarmer Naturjoghurt (100 g) mit einem Teelöffel Korinthen oder frischem Obst
- Luftgeröstetes Popcorn ohne Zucker und Salz
- Fertige trockene Frühstücksflocken aus Weizen, Reis, Mais und Hafer ohne Süßmittel oder Salzzusatz
- Ein Reispuffer mit Fruchtmus
- Ein kleines selbstgemachtes Muffin
- Vollkornbrot oder -toast mit Fruchtmus oder 30 Gramm fettarmem Käse
- Eine Handvoll Trockenfrüchte oder Studentenfutter
- Ungesalzene Nüsse und Samen
- Ungesalzene Vollweizenbrezeln oder sonstige gesunde Abwandlungen der üblichen Knabbersachen; erhältlich im Reformhaus und in Bioläden.

Nachtisch
Grundsätzlich gilt: Lassen Sie den Nachtisch ausfallen.

Gelegentlich können Sie sich auch einmal ein Sorbet oder einen kleinen Milchshake mit Eis genehmigen, beispielsweise wenn Sie auswärts essen. Eigentlich nährstoffreich sind diese zwar auch nicht, aber immerhin noch besser als Eiscreme, Backwerk, Kuchen und Torten. Solche Desserts haben in einer gesunden Ernährung nichts zu suchen und belasten Sie nur unnötig mit Zucker und Fett.

Eine kleine Portion fettarmer Naturjoghurt mit Rosinen oder Korinthen und vielleicht ein paar geriebenen Nüssen zur Garnierung sind dagegen ein jederzeit willkommenes, erfrischendes Dessert.

Selbstgemachte Kuchen und Plätzchen aus Vollkornmehl und einem Mindestmaß an Zucker – besser noch mit getrockneten Früchten als Süßmittel – hergestellt, sind ebenfalls eine akzeptable Wahl und zudem hin und wieder eine nette Abwechslung.

Fruchteis • Dies ist ein ausgezeichneter Eiscremeersatz für alle, die ohne Eis nicht leben können, und bei heißem Wetter wunderbar erfrischend.

• Fruchtsorbet: Geben Sie Pfirsiche, Beeren (Erdbeeren, Himbeeren, Blaubeeren), Birnen und Trauben ohne Kerne mit Apfelsaft oder Wasser in den Mixer. Bringen Sie das Ganze danach zum Gefrieren. Um eine cremigere Konsistenz zu erhalten, mixen Sie alles noch mal und lassen es erneut gefrieren.

• Ein «Instant»-Sorbet erhalten Sie, indem Sie einfach eine Mischung Tiefkühlobst (das Sie natürlich selbst einfrieren) in den Mixer geben und gerade so viel Wasser dazugeben, um mühelos mixen zu können. Gut geeignet sind hierfür Pfirsiche, Trauben, Melonen, Bananen und Beerenfrüchte. Denken Sie aber daran, Bananen und Melonen vor dem Einfrieren zu schälen.

Garmethoden

Die Art und Weise, wie Sie Ihre Nahrungsmittel zubereiten, hat großen Einfluß auf deren Nährwert und Kaloriengehalt.

Der Schlüssel liegt hier in der schonenden Zubereitung. Beim Dünsten treten die geringsten Vitalstoffverluste auf, beim Kochen gehen dagegen die meisten verloren. Backen, grillen, pochieren, dämpfen oder dünsten Sie Ihre Nahrungsmittel, wann immer möglich. Auch Druckgaren ist eine gute Alternative.

Versuchen Sie, die Nahrungsmittel in sowenig Wasser wie möglich zu garen; eine Ausnahme sind hier Suppen und Eintöpfe, bei denen die Flüssigkeit mitverzehrt wird. Das gilt vor allem für Gemüse, deren wertvolle Vitamine und Mineralstoffe, hier vor allem Kalium, zum großen Teil mit dem Wasser abgegossen werden. Falls Sie überhaupt Wasser brauchen, dann nehmen Sie nur soviel, wie vom Gargut auch wieder aufgenommen werden kann. Bleibt doch etwas Wasser übrig, dann schütten Sie es nicht ab, sondern bewahren es für eine Suppe auf. Sie können aber auch überschüssigen Gemüsesud trinken.

Auch sollten Sie, soweit es geht, auf das Braten von Nahrungsmitteln verzichten, da ihre chemische Struktur dabei verändert wird, sie werden buchstäblich unverdaulich. Darüber hinaus werden hierbei die gefährlichen freien Radikale freigesetzt. Und schließlich werden so an sich gesunde Nahrungsmittel mit überflüssigen Fetten und Kalorien belastet. Eine Ausnahme ist hier das Garen mit der Wok-Technik, da bei dieser Methode nur ein Minimum an Fett verwendet wird.

Was Sie immer im Haus haben sollten

Diese Liste ist nicht als kompletter Einkaufsplan zur Deckung all Ihrer kulinarischen Gelüste zu verstehen. Sie führt lediglich die Nahrungsmittel auf, die Sie stets im Haus haben sollten, und das nicht nur, um Zeit zu sparen, sondern auch, um Sie vor unnötigen Ernährungsfehlern zu bewahren. So erlaubt sie Ihnen etwa, auf die Schnelle etwas Nährstoffreiches auf den Tisch zu zaubern, anstatt in Ihrer Not nach den falschen Nahrungsmitteln zu greifen.

● Gemüse: Karotten, Zwiebeln, grüne und rote Paprika, Avocados und Tomaten sowie verschiedene grüne Blattsalate wie Kopfsalat, Endivien und Brunnenkresse
● Kartoffeln
● Obst: Versuchen Sie immer, ein paar «Dauerbrenner» wie Äpfel, Birnen und Bananen im Haus zu haben. Auch Warzenmelonen sind gut geeignet und außerdem lange haltbar. Vor allem sorgen Sie für eine große Auswahl an Früchten der Saison
● Zitronen
● Körner: Buchweizengrütze (Kascha), Reis (vorzugsweise brauner), Couscous, Bulgur, Quinoa, Hirse und Gerste (keine Perlgraupen)

- Frühstücksflocken: tischfertige und solche, die warm zubereitet werden, wie Haferflocken etc.
- Teigwaren
- Getrocknete Bohnen und Linsen
- Gemüsekonserven und Tiefkühlgemüse: rote Bohnen, Kichererbsen, Limabohnen etc.
- Trockenobst: Rosinen, Pflaumen, Korinthen und Aprikosen
- Ungesalzene Nüsse und Samen
- Rohes Popcorn
- Reiskekse
- Ungesalzene Vollkornkräcker
- Milchprodukte: fettarmer Naturjoghurt, Hüttenkäse (fettarm und möglichst ungesalzen) und fettarme oder Magermilch
- Fischkonserven: in Wasser eingelegter Thunfisch und Lachs (versuchen Sie möglichst, ungesalzene Produkte in Reformhäusern und Naturkostläden zu kaufen. Andernfalls sollten Sie den Fisch unter fließendem Wasser abspülen)

Gesunde Ernährung – gewußt wie

Nachfolgend finden Sie einige Grundprinzipien der «richtigen Ernährung». Sie zielen auf eine bessere Verdauung und damit auf eine bessere Assimilation der essentiellen Nährstoffe ab.

- Obst, Gemüse und Vollkorn sollten im Mittelpunkt einer gesunden Ernährung stehen.
- Je naturbelassener ein Nahrungsmittel, desto nährstoffreicher ist es auch.
- Bleiben Sie bei einfachen Gerichten.
- Versuchen Sie stets, vor gekochten Speisen etwas Rohes zu essen. Und geben Sie auch an gekochtes Gemüse stets einen ordentlichen Schuß frischgepreßten Zitronensaft. Dieser paßt im übrigen auch zu vielen Suppen.

● Essen Sie des besseren Geschmacks und höheren Nährwerts wegen möglichst viele Nahrungsmittel der Saison.

● Reichen Sie zu stärkehaltigen Nahrungsmitteln wie Reis, Teigwaren und Kartoffeln immer Gemüse und/oder einen Salat.

● Gibt es Fleisch oder Fisch als Hauptgericht, dann servieren Sie dazu nur Gemüse. Ihnen wird so eine weitaus leichtere Mahlzeit beschert als in der Kombination mit Reis oder Kartoffeln, wesentlich leichter zu verdauen ist sie darüber hinaus. Sie wirken sättigend, ohne ein unangenehmes Völlegefühl zu hinterlassen. Ein grüner Salat mit einem leichten Dressing ist die ideale Beilage zu einem solchen Gericht.

● Obst sollte aus guten Gründen zehn bis fünfzehn Minuten vor einer Mahlzeit verzehrt werden (auf leeren Magen). Zunächst einmal stillt es schon den größten Hunger, dann ist Obst sehr schnell verdaulich und wird außerdem sehr viel rascher assimiliert, wenn es *vor* einer Mahlzeit gegessen wird.

● Grundsätzlich gilt: Nicht zu den Mahlzeiten trinken! Kommen Sie aber nun gar nicht ohne aus, dann reicht ein kleines Glas, und nehmen Sie nur ganz kleine Schlückchen. Stürzen Sie *nie* das Getränk hinunter.

● Sind Sie nicht hungrig oder ist Ihnen von der letzten Mahlzeit nicht ganz wohl, dann essen Sie erst später.

● Versuchen Sie, nicht später als neunzehn Uhr bzw. drei bis vier Stunden vor dem Zubettgehen zu Abend zu essen.

● Essen Sie nach den Mahlzeiten nichts Süßes.

● Können Sie gelegentlich den Verlockungen von Gebratenem oder Fast food nicht widerstehen, dann essen Sie wenigstens einen großen Salat dazu, mit einem ordentlichen Spritzer Zitronensaft und sparsamem Dressing.

Die goldenen Ernährungsregeln

Essen Sie langsam, und kauen Sie gründlich • Heute ißt fast jeder zu hastig, direkte Folge davon ist, daß man zuviel ißt. Indem man langsam ißt und die Speisen gründlich kaut, ißt man tatsächlich auch weniger. Der Grund hierfür ist denkbar einfach: Es dauert zirka zwanzig Minuten, bis Ihr Gehirn Ihrem Magen meldet, daß Sie nicht mehr hungrig sind. Ausgelöst nämlich wird dieses Stoppsignal, das anzeigt, daß die Bedürfnisse des Körpers durch die zugeführte Nahrungsmenge nun gedeckt sind, durch die einzelnen Nahrungsmittelbestandteile im Blutkreislauf und nicht etwa im Magen.

Gründliches Kauen ist von immenser Bedeutung für den Verdauungsprozeß. Nahrungsmittel, die nicht richtig verdaut werden, sind für den Körper wertlos, da sie den Verdauungstrakt lediglich zusätzlich belasten. Je länger und gründlicher ein Nahrungsmittel gekaut wird, desto vollständiger wird es auch verdaut. Und letzten Endes kommt es ja nicht darauf an, was man ißt, sondern was man absorbiert. Beim Kauen werden Verdauungsenzyme im Speichel freigesetzt, die Nahrungsmittel aufspalten und so Magen und Darm Arbeit abnehmen.

Auch unsere Stimmung wirkt sich auf die Verdauung aus. Hastig und unter Spannung heruntergeschlungene Mahlzeiten können gar nicht richtig verdaut werden. Und auch Empfindungen wie Kummer, Angst und Zorn beeinträchtigen die Verdauung. Versuchen Sie deshalb, sich beim Essen von Streß und negativen Emotionen freizumachen und statt dessen eine angenehme, entspannte Atmosphäre zu schaffen.

Wenn Sie eine Verdauungshilfe brauchen, versuchen Sie es mit einem Apfel oder frischen Ananasscheiben. Auch eine Tasse Kräutertee aus Kamille oder Pfefferminze ist hier wirksam. Die beste Verdauungshilfe überhaupt ist aber vielleicht ein flotter Spaziergang. Probieren Sie's – Sie werden verblüfft sein.

Essen Sie genug, um die Bedürfnisse des Körpers zu befriedigen – aber nicht mehr ● In Wirklichkeit brauchen wir viel weniger Nahrungsmittel, als wir denken. Die Nahrung hat die Aufgabe, unsere Zellen mit essentiellen Nährstoffen zu versorgen. Sie ist unser Kraftstoff. Da zum Betreiben Ihres Autos ja nun mal Benzin nötig ist, kämen Sie da vielleicht auch auf den Gedanken, mehr in den Tank zu füllen, als hineinpaßt? Und öfter als wirklich nötig? Der Vergleich mag Ihnen vielleicht etwas an den Haaren herbeigezogen erscheinen – und doch ist es genau das, was die meisten von uns tagtäglich praktizieren, dreimal am Tag, Zwischenmahlzeiten nicht mitgezählt.

Essen Sie maßvoll! Nahrungsmittel sind in unserer Wohlstandsgesellschaft kein knappes Gut, sondern eher etwas, was wir im Überfluß haben. Und dieser Überfluß macht uns krank. Wir werden unser Leben lang genug zu essen bekommen, warum also müssen wir uns damit jetzt vollstopfen?

Unsere Gesellschaft ist, pauschal gesehen, über- und doch oft fehlernährt. Wir sollten solche Nahrungsmittel zu uns nehmen, die unser Körper auch verwerten kann. Die richtigen Nahrungsmittel in den richtigen Mengen zu essen, das ist das A und O der gesunden Ernährung. Und das ist gar nicht so schwer.

In Tierversuchen konnte gezeigt werden, daß unterernährte Tiere im Vergleich zu überernährten widerstandsfähiger gegen Krankheiten sind und eine längere Lebenserwartung haben. Das heißt nun natürlich nicht, daß wir uns unterernähren oder uns selbst die nötigen Nährstoffe vorenthalten sollen. Es geht vielmehr darum, die richtigen Mengen zu essen.

Daß die meisten von uns zuviel essen, liegt daran, daß wir überwiegend, und in manchen Fällen sogar ausschließlich, denaturierte Lebensmittel ohne die für uns nötigen Nährstoffe, nämlich Vitamine, Mineralstoffe und Enzyme, essen. Führen wir unseren Zellen aber nicht die nötigen Nährstoffe zu, «schreien» sie nach mehr Nahrung, so daß Überernährung letztlich Ergebnis einer Fehlernährung sein kann.

Zuviel Essen stellt eine starke Belastung für unseren Verdauungstrakt dar und kostet Energie. Außerdem fühlen wir uns nach
einem solch opulenten Mahl meist stundenlang noch träge.

Haben Sie erst einmal begonnen, sich vernünftig zu ernähren,
werden Sie erstaunt sein, mit wie wenig Nahrung Sie im Grunde
auskommen. Nach einer gesunden Mahlzeit werden Sie sich ge-
sättigt fühlen, ohne das gewohnte unangenehme Völlegefühl zu
verspüren. Außerdem wird der Sättigungseffekt einige Stunden
lang anhalten, so daß Sie die sonst üblichen Zwischenmahlzeiten vielleicht ausfallen lassen können.

Ernähren Sie sich abwechslungsreich ● Das ist der beste Garant dafür, daß Sie sich alle nötigen Nährstoffe zuführen,
die für eine reibungslose Körperfunktion erforderlich sind.

Versuchen Sie, keinen ausgeprägten Nahrungsvorlieben nach-
zugeben. Wichtig sind alle Nahrungsmittelkategorien. Ihr Körper braucht eine vielseitige Auswahl an Nahrungsmitteln, eine
ausgewogene Ernährung, um gesund zu bleiben. Fehlen Ihren
Zellen essentielle Nährstoffe, haben sie außerdem nicht genug
Energie, um Fett zu verbrennen. Dies ist ein Grund dafür, warum
Diäten und Abmagerungskuren im allgemeinen fehlschlagen.
Und darum fühlen Sie sich auch während einer solchen Diät
bzw. Kur oft müde und erschöpft.

Eine vielseitige Ernährung sorgt außerdem für Abwechslung
im Speiseplan, der sonst schnell eintönig wird. Eine einseitige
Ernährungsweise führt zwangsläufig zu Mangelerscheinungen
und kompensatorischen Heißhungerattacken auf die – natürlich – falschen Nahrungsmittel. Viele von uns neigen dazu, nur
das zu essen, was sie von klein an kennen. Entdecken Sie für sich
neue Nahrungsmittel und Zubereitungsarten.

Wählen Sie aus allen Nahrungsmittelkategorien – Obst, Gemüse, Vollkorn – aus, und variieren Sie dann Ihre Auswahl innerhalb jeder Kategorie. So sollten Sie beispielsweise jeden Tag ver-
schiedenes frisches Obst und auch Gemüse essen. Hier können

Sie einfach Farbe und damit im wahrsten Sinne des Wortes Abwechslung in Ihren Speiseplan bringen: Wenn Sie eine große Palette verschiedener Farben auf Ihren Teller zaubern, haben Sie wahrscheinlich auch für eine vielseitige Auswahl gesorgt. «Farbenfrohe» Mahlzeiten sind im allgemeinen nährstoffreiche Mahlzeiten. Essen sollten genauso den Sinn für Ästhetik wie den Nährstoffbedarf befriedigen.

Lassen Sie keine Mahlzeiten ausfallen • Dies ist einer der größten und auch weitestverbreiteten Fehler, der in dem Wunsch abzunehmen begangen wird: Viele Menschen lassen einfach Mahlzeiten aus, um so Kalorien einzusparen – eine Milchmädchenrechnung.

Lassen Sie auf keinen Fall das Frühstück ausfallen. Wenn Sie morgens nichts essen, werden Stimmung, Energie und auch geistige Leistungsfähigkeit den ganzen Tag darunter leiden. Und schlimmer noch: In der Kaffeepause werden Sie einen Heißhunger auf alles Ungesunde haben, auf Gebäck, Krapfen und Schokoriegel.

Lassen Sie aber auch Ihr Mittagessen nicht ausfallen. Auch das ist ein fauler Trick, um Kalorien einzusparen. Das Resultat: Gegen Abend dann werden Sie einen solchen Hunger haben, daß Sie alles verschlingen, was Ihnen in die Finger kommt! Und das meist auch noch in Schallgeschwindigkeit. Dazu kommt noch, daß ein ausgefallenes Mittagessen dazu führt, daß der Blutzuckerspiegel irgendwann nachmittags auf dem Nullpunkt angelangt ist – und Sie ebenfalls.

Und gewöhnen Sie sich auch regelmäßige Essenszeiten an. Haben Sie keine festen Zeiten, bedeutet das, daß Sie entweder essen, wenn Ihr Körper im Grunde gar keine Nahrung braucht, oder nur dann, wenn der Hunger so übermächtig ist, daß Sie weitaus mehr essen, als Ihr Körper wirklich benötigt. Regelmäßige Mahlzeiten erziehen Ihren Körper dazu, mit den richtigen Nahrungsmengen zu den richtigen Zeiten zu arbeiten. Mit «regelmäßig» sind hier nicht zwangsläufig die traditionellen drei Mahlzeiten am Tag gemeint. In manchen Fällen sind fünf oder sechs kleine Mahlzeiten einer oder zwei großen vorzuziehen. Der Körper wird aus mehreren Minimahlzeiten mehr Nährstoffe ziehen, das heißt absorbieren können, als aus nur ein, zwei opulenten Mahlzeiten.

Halten Sie stets in allem Maß • Maßhalten oder Mäßigung ist das Schlüsselwort in diesem Programm. Weder sollen Sie ein Fanatiker werden noch sich auf eine bestimmte Nahrungsmittelgruppe versteifen. Nur weil Obst und Gemüse gut für Sie sind, heißt das noch lange nicht, daß Sie sich nur davon ernähren sollen. Alle Nahrungsmittelgruppen sind wichtig. Gelegentliche Ausrutscher sind erlaubt, solange sie nicht zur Gewohnheit werden. In einer gesunden Ernährung muß man sie ohne Schuldgefühle und schlechtes Gewissen ab und zu genießen dürfen.

Wenn Sie an Ihrer Ernährung etwas umstellen, so tun Sie es schrittweise. Sie werden wahrscheinlich erfolgreicher damit sein, wenn Sie sich und Ihrem Körper Zeit lassen, sich umzustellen. Außerdem haben die Veränderungen eher Chancen, von Dauer zu sein, wenn Sie sich nicht zu einem plötzlichen, abrupten Verzicht zwingen. Ist auch für den einen der «Sprung ins kalte Wasser» ideal, geht der andere vielleicht dabei unter. Die Gefahr, rückfällig zu werden, ist weitaus geringer, wenn Sie einen neuen Lebensstil oder neue Gewohnheiten nur langsam und schrittweise angehen. Und, keine Panik, wenn Sie ab und zu mal über die Stränge schlagen. Damit ist noch lange nicht alles verloren.

Von keinem wird erwartet, sich jeden Tag hundertprozentig ausgewogen zu ernähren. Hier sollten Sie in größeren Dimensionen denken, in Zeiträumen von mehreren Tagen oder einer Woche.

Und vorsichtig: Werden Sie bei Gesellschaften nicht zum

Langweiler und Stimmungstöter. Damit tun Sie sich und anderen keinen Gefallen. Genehmigen Sie sich ruhig das Stück köstlichen Kuchen oder Torte. Ein Häppchen von der köstlichen, aber eben ungesunden Leckerei stellt alle zufrieden und schadet Ihnen nicht.

Und was, wenn Sie in die Situation kommen, daß es wirklich absolut gar nichts Vernünftiges für Sie zu essen gibt? Versuchen Sie einfach, das Beste daraus zu machen. Sie können von dem einen oder anderen eine Gabel voll und dann daheim was Richtiges, das heißt Gesundes essen.

Die richtige Ernährung im Überblick

Um dauerhafte Resultate zu erzielen, müssen Sie die Ursache und nicht allein die Symptome bekämpfen, das heißt, Sie müssen den Körper wieder zu seinem Gleichgewicht verhelfen. Als erstes werden Sie also damit aufhören müssen, Ihren Körper mit Substanzen zu füttern, von denen Sie wissen, daß sie nicht gut für ihn sind. In einem zweiten Schritt werden Sie damit beginnen, Ihrem Körper alle nötigen essentiellen Nährstoffe zuzuführen.

Verzichten Sie, soweit es geht, auf

⚬ weiterverarbeitete Nahrungsmittel

Reduzieren Sie Ihren Konsum von

⚬ Fleisch
⚬ Milchprodukten
⚬ Fetten
⚬ Zucker
⚬ Salz

So essen Sie sich cellulitefrei

Legen Sie den Schwerpunkt auf frische, magere, nährstoffreiche Nahrungsmittel. Bevorzugen Sie die komplexen Kohlenhydrate

- Obst
- Gemüse
- Vollkorn
- Hülsenfrüchte

Diese Nahrungsmittel sind besonders reich an Kalium, auf dem unser Ernährungsplan aufbaut. Obst und Gemüse sollte zum Großteil roh gegessen werden, da Rohkost Bestandteil unseres Programms ist.

Trinken Sie außerdem viel reines Wasser, sechs bis acht Gläser pro Tag.

Dieser Ernährungsplan wird

- die Natrium-Kalium-Bilanz wieder ausgleichen
- Nährstoffmangelzustände, die zur Cellulite führen, beheben
- den Stauungszustand in den Gewebszwischenräumen aufheben
- den Körper nähren und reinigen
- Gewebsschädigung heilen und reparieren
- Wasserretention verhindern bzw. beseitigen
- Gewichtsverlust, falls erforderlich, fördern
- Sie Ihr «Idealgewicht» mühlos halten lassen und
- für große Energie sorgen

Kapitel 6
Gezielte Bewegung

Die Bedeutung der körperlichen Betätigung

Körperliche Betätigung formt den Körper und hält ihn schlank und wohlproportioniert. Um den maximalen Nutzeffekt zu erzielen, sind zwei verschiedene Trainingstypen erforderlich, die beide unterschiedliche Ziele verfolgen. Die *Body Shapers* – Bewegungen, bei denen spezifische Muskelgruppen isoliert ausgearbeitet werden – konzentrieren sich auf die Ausbildung und Remodellierung spezieller Körperpartien, sie wirken festigend, straffend und tonisierend. Die *Body Conditioners* – auch als aerobische Übung bekannt – beschleunigen den Stoffwechsel, bringen den Kreislauf in Schwung und fördern eine tiefe Atmung. Diese beiden Trainingstypen wirken der Entwicklung und Ausbreitung einer Cellulite entgegen.

«Body Shapers» – Ihre Muskeln • Die Muskeln geben unserem Körper Form und Kontur, wirken tonisierend und festigend. Werden die Muskeln oft und richtig trainiert, wie mit diesen Body-Shaper-Übungen, sorgen sie dafür, daß unsere Arme fest und kräftig bleiben, unsere Taille straff und schmal, der Bauch flach, die Oberschenkel schlank und wohlgeformt und schließlich unser Po rund und fest. Ungenutztes Muskelgewebe wird weich und schlaff, Beulen und Dellen entstehen. Sind Sie «außer Form» oder wollen Sie Ihrer Figur einfach den letzten Schliff geben, dann verhelfen Ihnen die Body Shapers innerhalb kürzester Zeit zu optimalen Ergebnissen.

Ein guter Muskeltonus ist unerläßlich für einen reibungslosen Ablauf unserer Körperfunktionen. Er ist unabdingbar für einen guten Kreislauf, der wiederum verantwortlich ist für den Sauer-

stoff- und Nährstofftransport zu und den Abtransport von Abfallprodukten aus unseren Zellen. Auch verbrennen Muskeln Energie. Je besser sie in Form sind, desto effektiver werden sie auch
Fett und damit Kalorien verbrennen. Ein guter Muskeltonus läßt
sich nur über systematischen Gebrauch der Muskeln erzielen.
Nicht regelmäßig trainierte Muskeln werden schlaff und
schwach. Wer zuwenig Muskelgewebe besitzt, läuft Gefahr, zuviel Fettgewebe zu entwickeln – und ist damit cellulitegefährde-
ter.

Wie Sie sicher wissen, ist das Verhältnis zwischen Muskel- und
Fettgewebe im Körper überaus wichtig. Je mehr Muskeln und je
weniger Fett Sie haben, desto schneller ist Ihr Stoffwechsel und
desto schneller und effizienter verbrennen Sie auch Kalorien.
Noch einmal ganz deutlich: Nicht Ihr Gesamtgewicht ist letztlich
ausschlaggebend, sondern vielmehr das Verhältnis zwischen
Muskel- und Fettgewebe. Eine größere Muskelmasse bedeutet
auch, daß Ihr Körper mehr fettverbrennende Enzyme besitzt.
Ungenutzten Muskeln gehen diese Enzyme verloren. Ihr Fett-
verbrennungsvermögen können Sie also verbessern, indem Sie
Ihr Muskel-Fett-Verhältnis verbessern.

Im allgemeinen haben Frauen einen größeren Körperfettanteil als Männer. Der lebensnotwendige Anteil an Fett, der für
einen reibungslosen Ablauf der Körperfunktionen unerläßlich
ist, beträgt beim Mann etwa 3 Prozent des Gesamtkörperge-
wichts, bei der Frau dagegen zirka 12 Prozent. Im Idealfall sollte
der Körperfettanteil beim Mann zwischen 13 bis 18 Prozent, bei
der Frau zwischen 19 bis 25 Prozent liegen. Aus Untersuchungen
geht jedoch hervor, daß die meisten Männer auf 22 bis 24 Prozent Körperfettanteil kommen – und die Mehrzahl der Frauen
auf 26 bis 34 Prozent.

Selbst dünne Frauen können einen zu hohen Fettanteil haben.
Frauen, die immer wieder Abmagerungskuren machen, sind
hier besonders gefährdet. Zwar können sie dünn aussehen, in
Wirklichkeit jedoch haben sie, sofern sie sich nicht regelmäßig

körperlich betätigt haben, einen großen Anteil Muskelgewebe verloren. Der einzige Weg, gleichzeitig Muskelgewebe auf- und Fettspeicher abzubauen, liegt in einer Kombination aus regelmäßiger, systematischer körperlicher Betätigung und einer vernünftigen, gesunden Ernährung. Ein Körper mit effizient arbeitendem Stoffwechsel ist dazu in der Lage, ein gesundes Muskel-Fett-Verhältnis zu erreichen und zu halten.

«Body Conditioners» – Ihre «aerobische» Komponente

Eine allgemeine Konditionssteigerung ist wichtig für Ihre Gesundheit, Fitneß und auch Figur. Eine so simple Übung wie rasches Gehen ist sicherlich eine der einfachsten und auch angenehmsten Methoden, den gesamten Körper zu trainieren. Praktizieren können Sie es überall und zu jeder Zeit. Alles, was Sie brauchen, ist ein gutes Paar Lauf- oder Wanderschuhe. Gehen ist eine wesentlich sanftere Trainingsmethode als Laufen – und dabei doch ebenso effektiv in puncto Kalorienverbrennen, Erhöhung der Herzfrequenz, Beschleunigung des Stoffwechsels und Förderung einer tiefen Atmung. Darüber hinaus hat es noch den Vorteil, einen klaren Kopf zu machen und die Konzentrationsfähigkeit zu steigern.

Aus neueren Untersuchungen geht hervor, daß man keine wie noch im letzten Jahrzehnt postulierte Roßkuren absolvieren muß, um den optimalen Nutzeffekt aus der aerobischen Aktivität – Bewahrung eines schlanken, fitten und gesunden Körpers, Spannungsabbau und geistige Anregung – zu ziehen. Das ganze funktioniert auch weniger mühsam. Der heute mehr moderate Trainingsansatz tritt dafür ein, daß jede signifikante Steigerung körperlicher Aktivität bereits gesundheitlichen Nutzen bringt und die Lebenserwartung verlängert. Weder müssen hierzu bestimmte Trainingsschwellenwerte erreicht noch komplizierte Berechnungen angestellt werden.

Aerobische Übungen mit niedriger Trainingsintensität wie Gehen, Schwimmen, Radfahren, Skilanglauf und Eislaufen wirken extrem anregend auf die Blut- und Lymphzirkulation und somit steigernd auf die Sauerstoff- und Nährstoffabsorptionsrate von Zellen und Gewebe. Durch Förderung der Lymphzirkulation unterstützen sie auch den effizienten Schadstoffabtransport aus dem Zellzwischenraum. Die Rate der lymphatischen Pumpaktivität steigt während des Gesamtkörpertrainings um das Zehn- bis Dreißigfache des normalen Werts. Und das ist natürlich im Kampf gegen die Cellulite von besonders großer Bedeutung.

Und auch die Kollagenerneuerung wird durch regelmäßiges aerobisches Training gefördert. Die Erhöhung der Hauttemperatur stimuliert die Kollagenproduktion, was zu einer glatteren, jünger aussehenden Haut mit besserem Tonus und Elastizität führt. Regelmäßige körperliche Betätigung läßt die Haut dicker und fester werden und wirkt so ganz entschieden den sichtbaren Zeichen einer vorzeitigen Hautalterung entgegen.

Atmung • Die richtige Atmung gehört einfach zur körperlichen Betätigung und ist unerläßlich für die Gesundheit. Die Body Conditioners fördern und regulieren ohne Zweifel eine tiefe Atmung. Beim Gehen, Radeln, Schwimmen oder Eislaufen paßt sich Ihr Körper der jeweiligen Aktivität an, und Sie selbst fangen ganz automatisch an, tief ein- und voll auszuatmen. Daraus erwachsen Ihnen große Vorteile, zu denen nicht zuletzt die Förderung des Lymphflusses zählt. Damit die Lymphe ungehindert fließen kann und die Lymphgefäße ihre wichtige reinigende Funktion ausüben können, ist eine tiefe und regelmäßige Atmung unerläßlich.

Stretching • Stretching ist eine unerläßliche Übung, um beweglich zu werden und zu bleiben. Das ist für den Normalbürger ebenso wichtig wie für den Hochleistungssportler oder den Berufstänzer. Uns allen ist eine gewisse Beweglichkeit angeboren. Mit zunehmendem Alter jedoch nimmt diese naturgegebene

Beweglichkeit ab, ein Prozeß, den wir noch durch eine vorwiegend sitzende Lebensweise forcieren. Je mehr wir sitzen, desto schneller verlieren unsere Muskeln und Gelenke ihr volles Bewegungsspektrum. Das Ergebnis: Wir sehen älter aus und fühlen uns auch so. Sie sollten in Ihr tägliches Trainingsprogramm eine Reihe verschiedener Stretchingübungen aufnehmen, die sich vor allem zum Abkühlen nach dem Training anbieten.

Trainieren ja – aber wann? ● Zunächst einmal dürfen Sie Ihr Training nie als eine lästige «Hausarbeit» betrachten, die man am liebsten auf den nächsten oder besser noch den übernächsten Tag verschiebt. Es sollte vielmehr ein vergnüglicher, angenehmer und vor allem auch fester Bestandteil Ihres täglichen Lebens werden. Die ideale Übungszeit ist jede Zeit, die Ihnen paßt. Je problemloser sich das Training in den Alltag integrieren läßt, desto eher werden Sie es auch wirklich regelmäßig absolvieren. Sinnvoll wäre es jedoch, jeden Tag zur selben Zeit zu trainieren, da so eher eine feste Gewohnheit daraus wird – eine Gewohnheit zwar, aber eine schöne, die Ihnen Freude macht, Befriedigung bringt und Wohlgefühl vermittelt.

Ein letztes Wort zum Trainingsverhalten ● Und noch etwas gilt es beim Trainieren zu beachten: Sie müssen geduldig sein. Wenn Sie außer Form sind, dürfen Sie nicht erwarten, daß sich an diesem Zustand über Nacht etwas ändert. Die zu erwartenden positiven Veränderungen brauchen ihre Zeit. Vermeiden Sie es, am Anfang zuviel des Guten zu tun. Trainieren Sie langsam, aber sicher. Übertreiben Sie's zu Beginn, besteht die Gefahr, daß Sie nicht durchhalten. Nur allzuoft sind es die Übereifrigen, die als erste aufgeben. Horchen Sie auf Ihren Körper. Bauen Sie das Training langsam auf, und halten Sie daran fest. Es wird sich für Sie ganz gewiß lohnen.

Zeigen Sie Haltung

Eine gute Haltung streckt Ihren Körper und läßt ihn automatisch schlanker erscheinen. Und mehr noch, sie ist Voraussetzung für einen reibungslosen Ablauf der vitalen Körperfunktionen. Eine schlechte Haltung beeinträchtigt den Sauerstofftransport und erhöht so den Blutdruck, sie verursacht unnötige Schmerzen und Beschwerden sowie Muskelermüdung. Auch führt sie zu einem schwachen Muskeltonus, drückt die inneren Organe zusammen, behindert Verdauung sowie Ausscheidung und steht einer reibungslosen Zirkulation im Weg.

Der Weg zu einer guten Haltung ist denkbar einfach: Bauch rein, Brust raus! Wird dies befolgt, ergibt sich der Rest von selbst.

Welche Form Ihr Körper letztlich annimmt, hängt im wesentlichen auch von einer guten Haltung bzw. dem richtigen Gebrauch Ihres Körpers ab. Denken Sie deshalb stets – beim Stehen, Gehen und Sitzen – daran, sich geradezuhalten.

«Body Shapers»

Zur Remodellierung des Körpers gehört der Muskelaufbau in jenen Bereichen, in denen das Muskelgewebe schlaff geworden ist. Diese Übungen funktionieren tatsächlich, weil sie nämlich spezifische Muskelgruppen in hartnäckigen Problemzonen intensiv und gezielt trainieren – und innerhalb sehr kurzer Zeit bereits sichtbare Ergebnisse zeigen. Ob Sie nun eine gute Figur halten oder eine alles andere als perfekte remodellieren wollen, mit den Body Shapers liegen Sie hier auf jeden Fall richtig. Sie können Ihren Oberschenkeln eine schlankere Silhouette verschaffen, Gesäß und Bauch straffen und sogar die Arme formen, und das alles nur mit einem täglich zwanzigminütigen Training. Indem Sie spezielle Muskeln, die bislang vernachlässigt und zuwenig benutzt wurden, isoliert ausarbeiten, wirken diese Bewegungen straffend und tonisierend, ohne Muskelmasse aufzubauen. Das Gesamtergebnis: eine glattere, schlankere Silhouette, die einer Cellulite weniger Angriffsfläche bietet.

Dieses Body-Shaping-Programm ist ausgesprochen flexibel. Es müssen nicht alle Bewegungen in einer einzigen Trainingssitzung ausgeführt werden. Sollten auch Oberschenkel und Gesäß zusammen trainiert werden, so können doch Arme und Bauch – wenn dies bequemer für Sie ist – getrennt ausgearbeitet werden. Wollen Sie aber alles auf einmal machen, dann ist das natürlich auch in Ordnung. Richten Sie sich da ganz nach Ihrem eigenen Zeitplan.

Wie oft trainieren? Vier-, fünfmal die Woche, bis Sie ein zufriedenstellendes Ergebnis erzielt haben. Danach reicht dann als «Erhaltungsdosis» dreimal die Woche.

Tips zum Body Shaping

- Konzentrieren Sie sich auf die Technik. Es ist besser, wenige Übungen korrekt auszuführen als viele in der falschen Technik.
- Trainieren Sie die Muskeln in beide Richtungen – gegen die Schwerkraft nach oben arbeitend und mit der Schwerkraft nach unten.
- Trainieren Sie nach dem Motto: Langsam, aber sicher. Ziehen Sie nie eine Übung hastig durch. Üben Sie die Bewegungen zu schnell und damit auch mit Schwung aus, besteht die große Gefahr, daß Sie den oder die Muskeln, auf die die Übung abzielt, tatsächlich gar nicht trainieren.
- Achten Sie auf langsame, fest umschriebene und kontrollierte Bewegungen, vermeiden Sie ruckartige. Dies ist der Schlüssel zum Erfolg jeder «isolierten» Muskelübung, worum es sich ja in den meisten Fällen handelt.
- Halten Sie die Muskeln während des gesamten Bewegungsablaufs leicht angespannt, und erhöhen Sie die Anspannung beim Kontraktionshöhepunkt noch einmal.

● Achten Sie während des gesamten Trainings darauf, daß Ihr
  Bauch eingezogen und der Rücken gerade ist.
● Steigern Sie sich ganz allmählich. Wenn Sie bereits seit geraumer Zeit körperlich nicht mehr aktiv waren, sollten Sie besser
  zu Beginn nur wenige Wiederholungen absolvieren, um Muskelkater zu vermeiden und nicht entmutigt zu werden.
● Achten Sie die ganze Zeit über auf eine korrekte Atmung. Halten Sie während der Übung nicht die Luft an. Atmen Sie einfach ganz normal weiter. Versuchen Sie, von Zeit zu Zeit ein
  paarmal tief einzuatmen, und atmen Sie dann kräftig wieder
  aus. Hierdurch wird die Beseitigung von Abfallprodukten,
  vornehmlich der für den Muskelkater verantwortlichen
  Milchsäure, beschleunigt. Und dann unterstützt die richtige
  Atmung natürlich auch noch die Lymphdrainage.

Aufwärm- / Lockerungsübungen

Sie sollten sich vor dem eigentlichen Training, vor allem wenn
Sie frühmorgens oder nach einem Tag am Schreibtisch damit
beginnen, mit einigen Übungen auflockern. Und vielleicht sollten Sie auch ein paar Nackenübungen aufnehmen (siehe Seite
189 / 190).

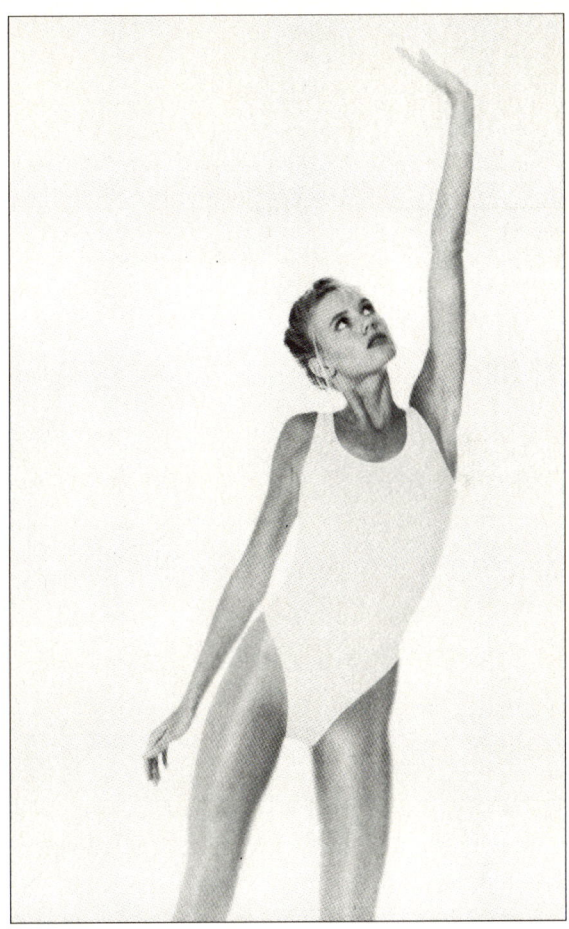

STRECKÜBUNGEN

Sie stehen mit auf Schulterbreite gegrätschten Beinen, eingezogenem Bauch und herausgedrückter Brust. Heben Sie Ihre Arme
im Wechsel, und strecken Sie sie zur Decke hoch. Die Dehnung
muß an beiden Rumpfseiten zu spüren sein. Zehnmal auf jeder
Seite wiederholen.

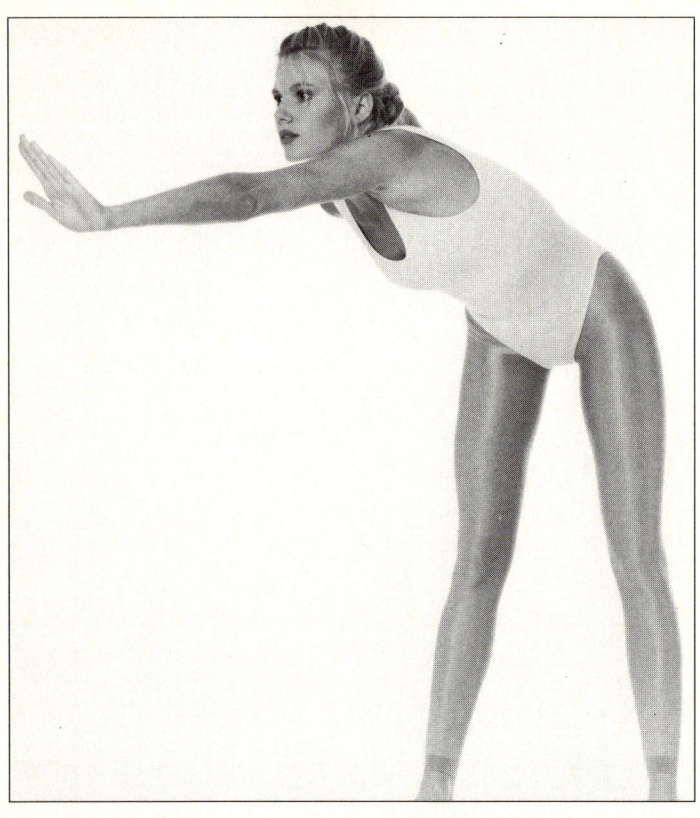

Beugen Sie sich nun, mit weiterhin gestrecktem Rücken, in der Hüfte vor, und strecken Sie Ihren Arm nach vorn, als wollten Sie jemanden wegdrücken. Nehmen Sie dann den anderen Arm. Zehnmal auf jeder Seite wiederholen.

Sie stehen weiterhin in der Hüfte vorgebeugt und bewegen beide Arme abwechselnd in weiten Halbkreisen, als würden Sie schwimmen – strecken Sie sich während des gesamten Bewegungsablaufs so weit wie möglich. Zehnmal abwechselnd mit jedem Arm wiederholen.

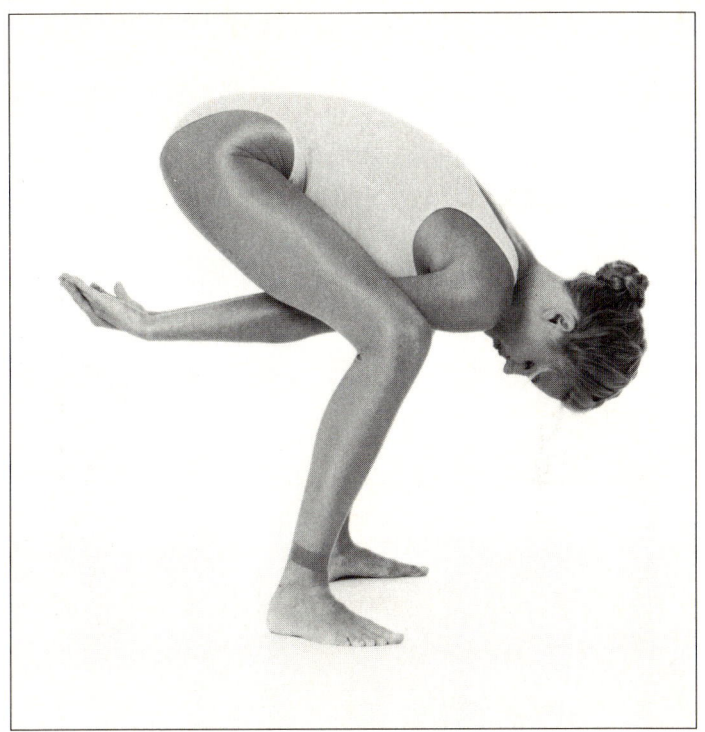

DURCHSCHWINGEN

Sie stehen mit auf Schulterbreite gegrätschten Beinen, eingezogenem Bauch und herausgedrückter Brust. Umfassen Sie Ihre Hände über dem Kopf, beugen Sie die Knie, und lassen Sie die Arme zwischen Ihren Beinen hindurchschwingen. Nehmen Sie wieder eine aufrechte Haltung an, und lassen Sie dabei Ihre Arme nach hinten über den Kopf schwingen. Der Rücken wird hierbei nicht gebeugt. Wiederholen Sie zehnmal.

Übungen für die Oberschenkel

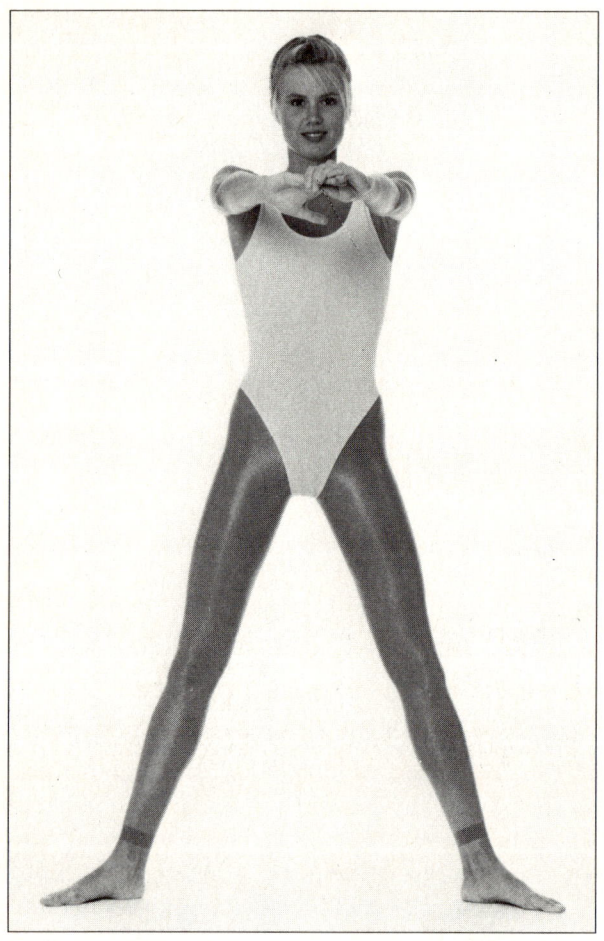

PLIÉ

Stehen Sie mit weit gegrätschten Beinen, die Füße leicht nach außen gedreht, der Unterbauch eingezogen und die Arme vor-

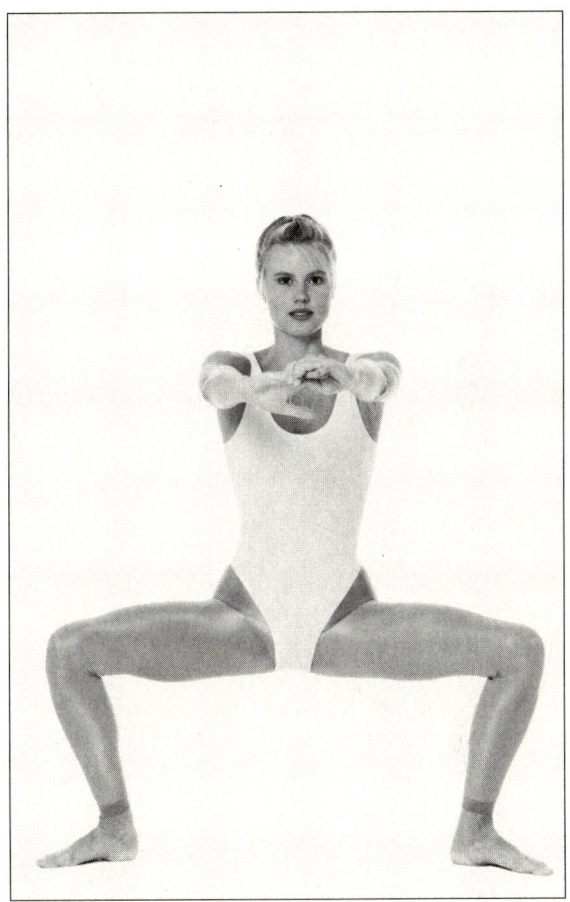

gestreckt (halten Sie sich eventuell an einem Holm oder ähnlichem fest).

Beugen Sie, mit weiterhin geradem Rücken, die Knie in eine
angenehme Stellung. Die Hüften dürfen dabei nicht unter Knie-
höhe sinken.

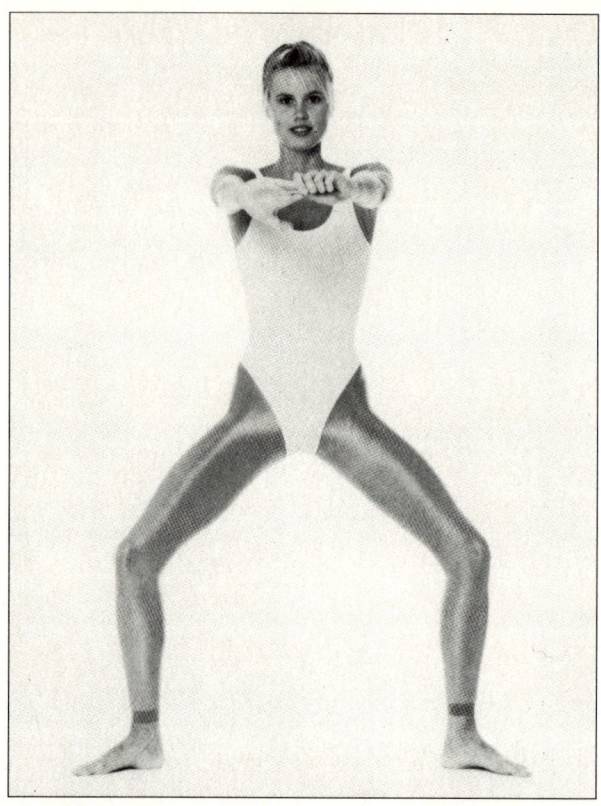

Richten Sie sich langsam, wie oben dargestellt, teilweise wieder auf. Gehen Sie dann wieder stärker in die Knie. Wiederholen Sie zehnmal, und steigern Sie auf bis zu zwanzigmal.

Wenn Ihre Beine dann langsam kräftiger werden, können Sie einen weiteren Übungsschritt einbauen: «Federn» Sie (gemeint sind hier kleine Auf- und Abbewegungen von nicht mehr als jeweils einem Zentimeter in jeder Richtung) bei der letzten Wiederholung in der tiefsten Position zehnmal. Halten Sie die Stellung dann, und zählen Sie bis zehn. Kehren Sie langsam in die Ausgangsposition zurück.

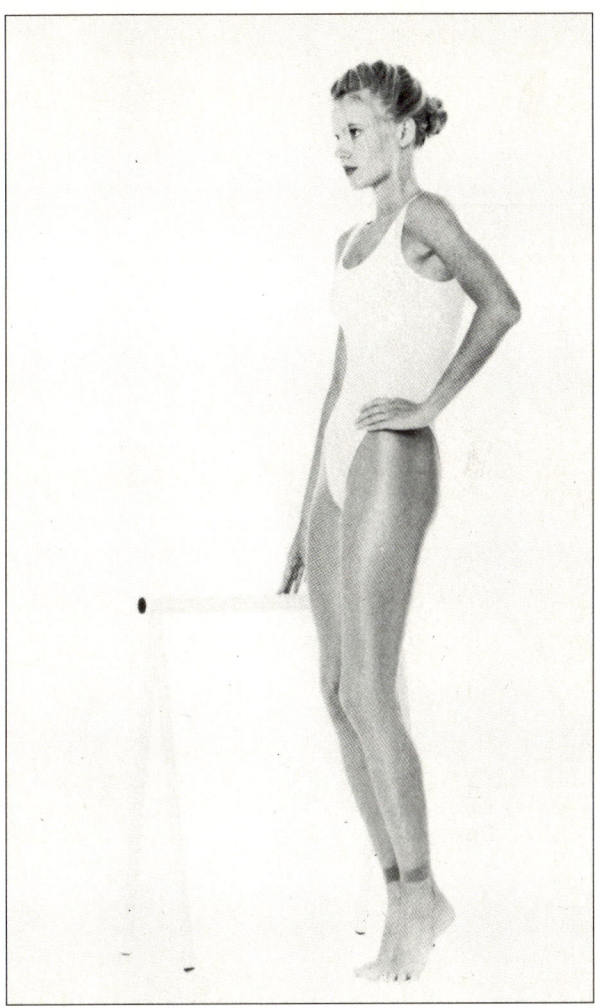

OBERSCHENKELSTRECKER

Halten Sie sich an einem Holm oder ähnlichem fest, und stellen Sie sich, wie oben abgebildet, auf die Zehenspitzen. Die Beine sind geschlossen, die Knie leicht gebeugt.

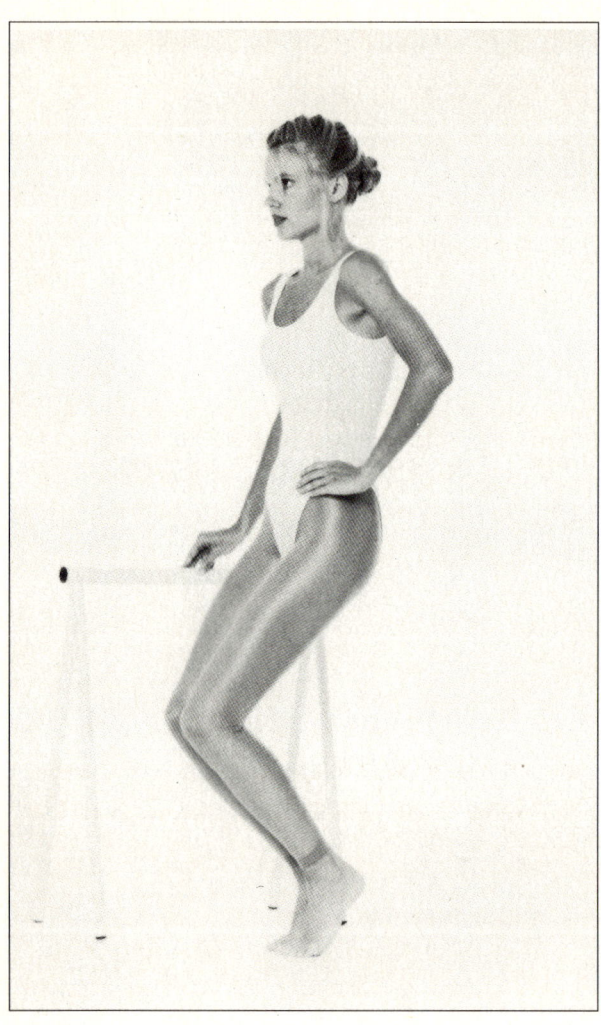

Spannen Sie die Pobacken an, ziehen den Bauch ein und gehen langsam etwa sieben bis zwölf Zentimeter in die Knie. Halten und langsam bis drei zählen. Kehren Sie langsam zur Ausgangsposition zurück. Wiederholen Sie zehnmal.

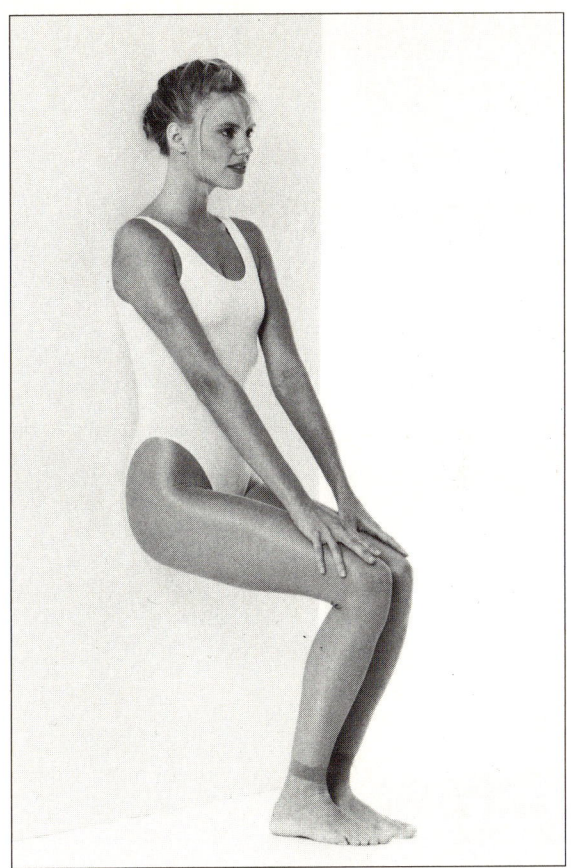

AN DER WAND SITZEN – POSITION 1

Sie stehen in etwa 45 bis 60 Zentimeter Abstand mit dem Rücken zur Wand (am besten eine Tür). Lehnen Sie sich mit flachem Rücken gegen die Wand, und gleiten Sie dann langsam an ihr herab in eine sitzende Haltung. Die Knie sollten direkt über den Füßen stehen. Halten und langsam bis fünf zählen. Pausieren Sie nach Bedarf.

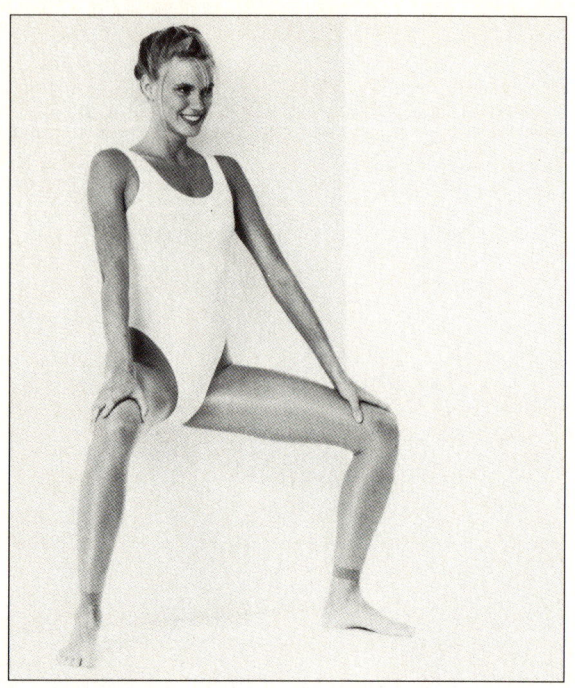

AN DER WAND SITZEN – POSITION 2

Beginnen Sie mit derselben Ausgangsposition wie zuvor, dies-
mal allerdings mit weit gespreizten Beinen und leicht auswärts
gedrehten Füßen. Rutschen Sie langsam in die sitzende Position.
Halten und bis fünf zählen. Wiederholen Sie fünfmal, und steigern Sie sich bis auf zehn.

Sehen diese beiden Bewegungen auch ähnlich aus, so bean-
spruchen sie doch die Muskeln auf unterschiedliche Art. Deshalb
sollten Sie beide Übungen in Ihr Trainingsprogramm aufnehmen, vielleicht mit weniger Wiederholungen am Anfang. Mit
zunehmender Muskelkraft können Sie die Halteposition schrittweise – indem Sie immer nur ein paar Sekunden auf einmal zu-
legen – auf 10 bis 15 Sekunden pro Wiederholung steigern.

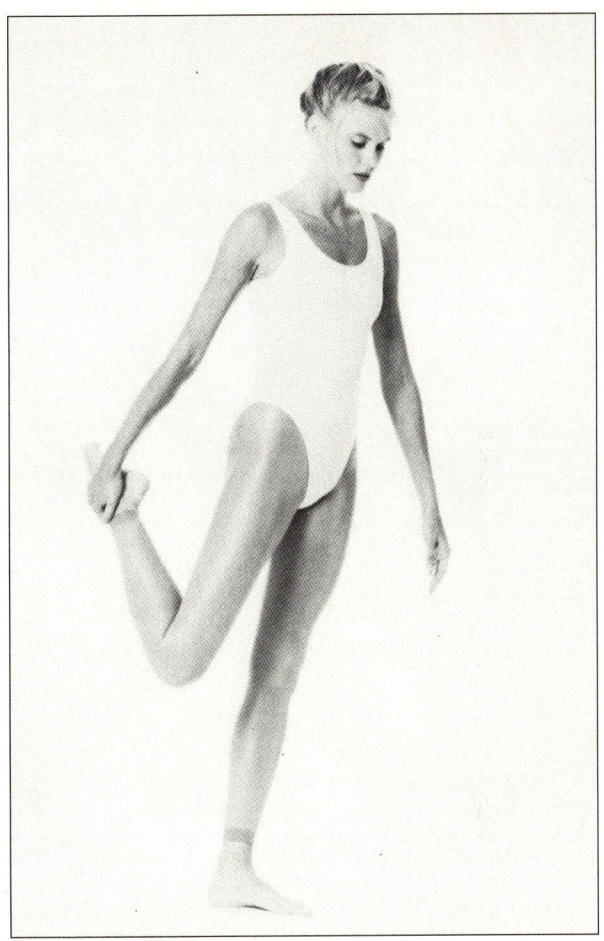

SCHENKELSTRECKERDEHNUNG

Stützen Sie sich irgendwo ab (Holm, Stuhllehne etc.), beugen Sie ein Knie leicht, und umfassen Sie den Fuß des anderen Beins mit der freien Hand, um ihn dann zum Gesäß zu ziehen. Halten und bis zehn zählen. Halten Sie den Rücken gerade, und achten Sie darauf, daß der Fuß die Pobacken nicht berührt.

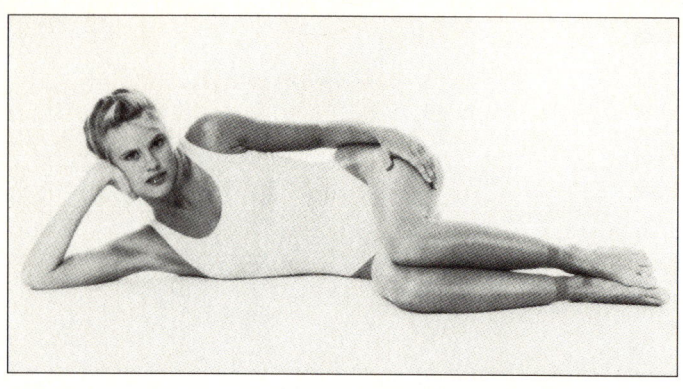

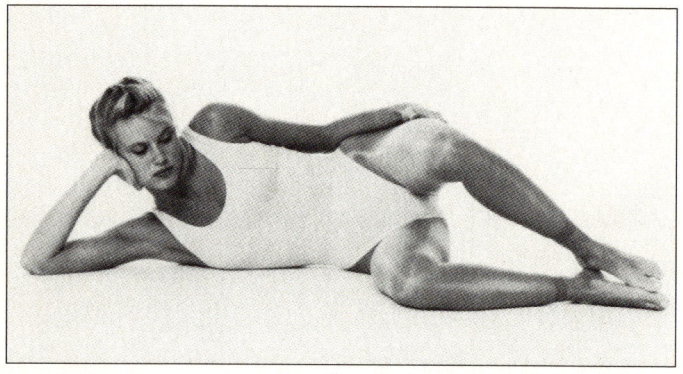

BEINHEBEN SEITLICH

Sie liegen auf der rechten Seite, beugen die Knie und ziehen sie
so weit an, daß Oberschenkel und Rumpf einen Winkel von 90
Grad bilden. Halten Sie Ihre Füße geschlossen, und heben Sie
den Oberschenkel wie unten gezeigt. Halten und bis eins zählen.
Lassen Sie das Bein wieder zurücksinken. Fünf- bis zehnmal wiederholen. Heben und senken Sie das Bein langsam, achten Sie
dabei auf eine kontrollierte Bewegung in beide Richtungen. Drehen Sie sich auf die andere Seite, und wiederholen Sie die
Übung. Verändern Sie den Winkel zwischen Hüfte und Knien,
bis Sie ein Spannungsgefühl in der äußeren Hüfte verspüren.

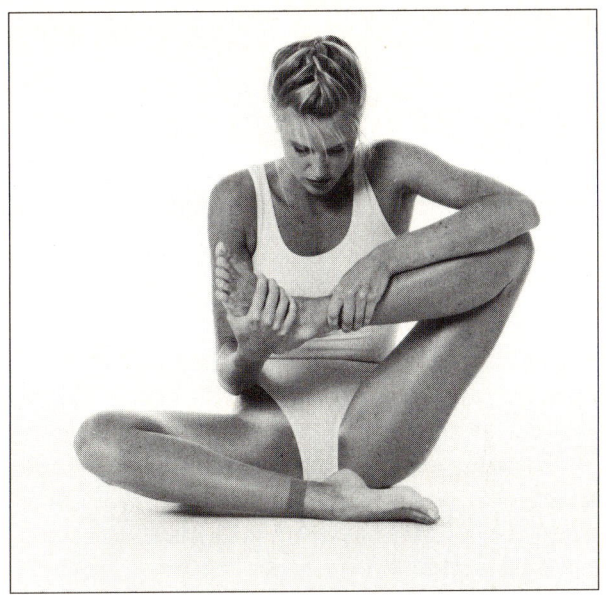

AUSSENSCHENKELDEHNUNG

Sie sitzen im Schneidersitz, umfassen Ihre Knöchel und heben das Bein, wie dargestellt, in Richtung Kopf. Halten und bis zehn zählen. Mit dem anderen Bein wiederholen.

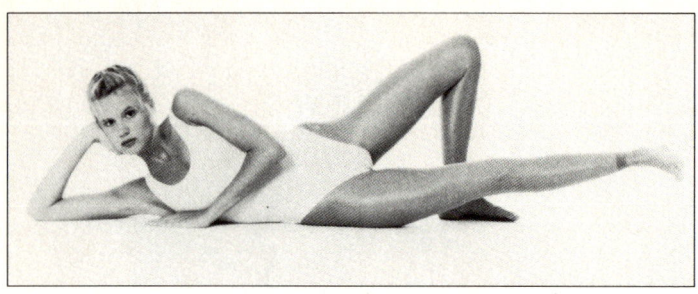

INNENSCHENKELHEBEN

Sie liegen auf der rechten Seite auf dem Ellbogen, den Kopf in die Hand gestützt. Beugen Sie Ihr linkes Bein, und ziehen Sie es, mit flach auf dem Boden stehendem Fuß, etwas an den Körper heran. Heben Sie Ihr gestrecktes rechtes Bein ein paar Zentimeter vom Boden, die Füße sind angewinkelt. Position halten und das Bein dann langsam wieder, ohne jedoch ganz den Boden zu berühren, senken. Heben Sie das Bein erneut. Wiederholen Sie zehnmal. Sind Ihre Muskeln dann kräftiger geworden, versuchen Sie, bei der letzten Wiederholung in der Position mit gehobenem Bein zehnmal zu federn. Halten und bis zehn zählen. Wiederholen Sie dann auf der linken Seite. Steigern Sie sich langsam auf zwei Übungssets.

Hüfte, Knie und Fuß müssen eine gerade Linie bilden. Lehnen Sie sich nicht zurück. Arbeiten Sie beim Beinheben nicht mit Schwung. Konzentrieren Sie sich darauf, den Unterschenkel steif zu halten, und heben Sie das Bein nur unter Einsatz Ihrer Innenschenkelmuskulatur. Der Fuß ist angewinkelt.

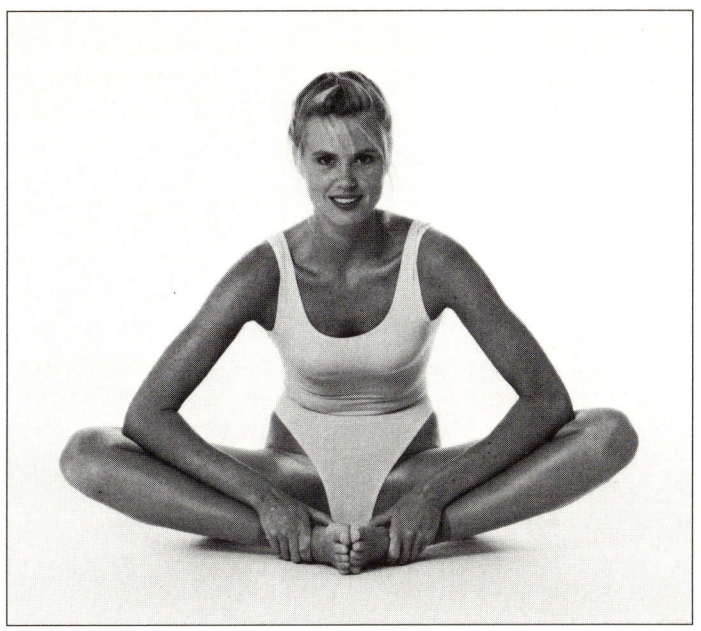

INNENSCHENKELDEHNUNG

Sie sitzen, wie oben dargestellt, die Fußsohlen aneinandergelegt,
die Knie mit den Ellbogen in Richtung Boden gedrückt. Halten
und bis zehn zählen.

Übungen für das Gesäß

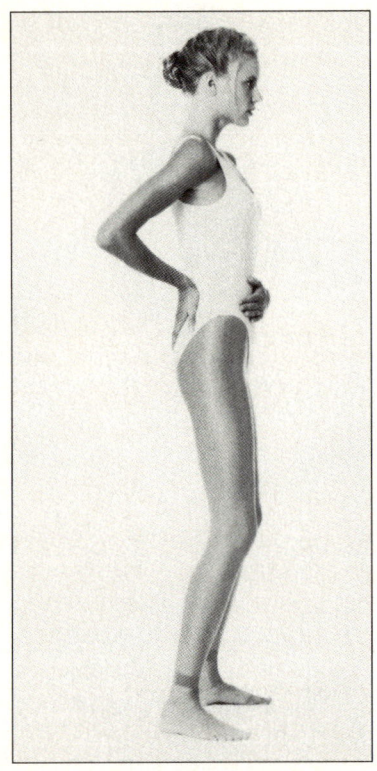

BECKENKIPPEN

Sie stehen leicht gegrätscht – die Füße in einem Abstand von 30 Zentimetern –, mit leicht gebeugten Knien und eingezogenem Bauch. Legen Sie eine Hand auf Ihren Bauch, die andere auf den Po. Pressen Sie jetzt die Pobacken möglichst fest zusammen, während Sie das Becken hochkippen. Halten Sie, und zählen Sie langsam bis drei. Entspannen Sie kurz, und zählen Sie bis eins. Wiederholen Sie zehnmal und machen damit das Set voll. Stei-

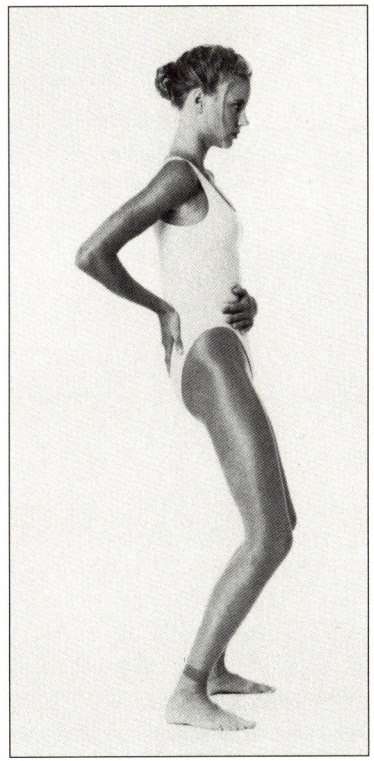

gern Sie sich allmählich auf zwei Sets. Dehnen Sie das Gesäß zwischen den Sets, indem Sie ein Knie auf Brusthöhe anziehen, halten und bis zwei zählen, um dann mit dem anderen Knie zu wiederholen.

Das Beckenkippen trainiert Innenschenkel und Unterbauch.

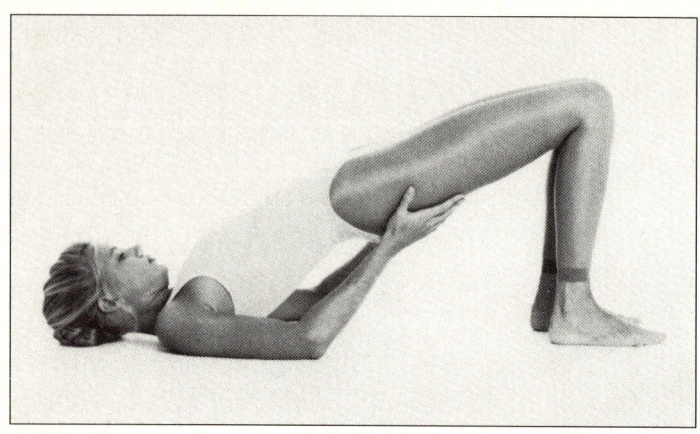

GESÄSSHEBEN

Sie liegen mit gebeugten Knien auf dem Rücken, die Füße knapp
vor dem Gesäß. Lassen Sie die Arme längs am Körper liegen,
oder legen Sie sie an das Gesäß, um die Bewegung besser zu
kontrollieren. Pressen und spannen Sie das Gesäß möglichst fest
an, und heben Sie es, wie oben abgebildet, vom Boden hoch.
Verharren Sie, und spannen Sie die Muskeln noch etwas fester
an. Senken Sie unter Beibehaltung der Muskelspannung das Bekken wieder, ohne jedoch Bodenkontakt herzustellen, und heben Sie es erneut hoch. Halten Sie den Rücken dabei gerade.
Wiederholen Sie zehnmal. Steigern Sie allmählich auf zwei Sets.
Mit zunehmender Muskelkraft werden Sie den Kontraktionshöhepunkt länger, das heißt, bis Sie bis drei oder fünf gezählt haben, halten können. Dehnen Sie die Pobacken eventuell zwischen den Sets, indem Sie die Knie an die Brust ziehen.

Stellen Sie Ihre Füße nun etwas weiter weg. Heben Sie Ihr Bekken wie zuvor, und drücken Sie die Knie aneinander, während Sie die Gesäßmuskeln fest angespannt zusammenpressen. Öffnen und schließen Sie die Knie zehn- bis zwanzigmal. Setzen Sie der Bewegung in beide Richtungen Widerstand entgegen, indem Sie die Innenschenkelmuskulatur bei der schließenden und die äußeren Gesäßbacken bei der öffnenden Bewegung anspannen.

Vergrößern Sie bei der letzten Wiederholung in der erhobenen Position noch den Abstand zwischen Füßen und Hüfte. Kippen Sie dann das Becken nach unten, während Sie den großen Gesäßmuskel fest zusammenpressen. Verharren Sie so. Lassen Sie langsam locker, und wiederholen Sie zwanzigmal.

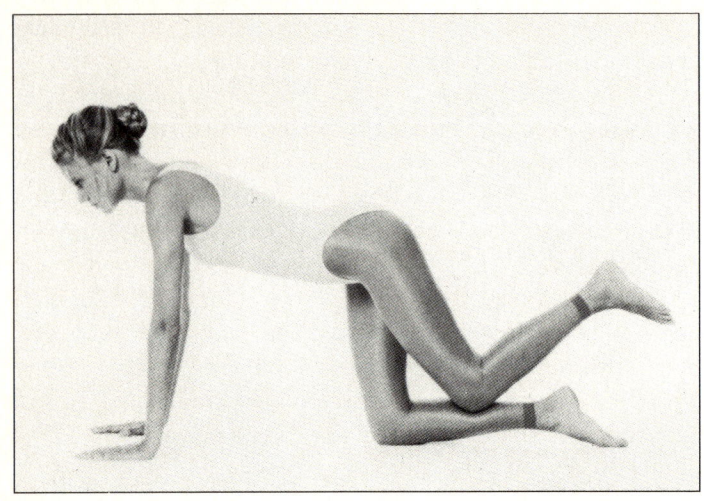

POPRESSEN

Gehen Sie, wie abgebildet – oder besser noch auf die angewinkelten Ellbogen gestützt –, in den Vierfüßlerstand. Bringen Sie
das linke Knie auf die rechte Wade, der Nacken bildet eine Linie
mit der Wirbelsäule, der Bauch ist eingezogen.

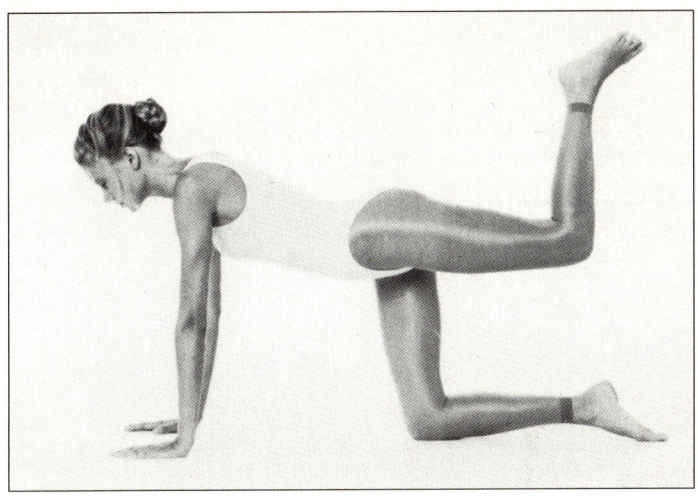

Heben Sie mit angespannten Gesäßmuskeln das linke Knie auf Hüfthöhe, der Fuß ist angewinkelt. Halten Sie, und steigern Sie die Kontraktion noch. Kehren Sie langsam in die Ausgangsposition zurück, ohne jedoch an Spannung nachzulassen. Wiederholen Sie zehnmal mit jedem Bein.

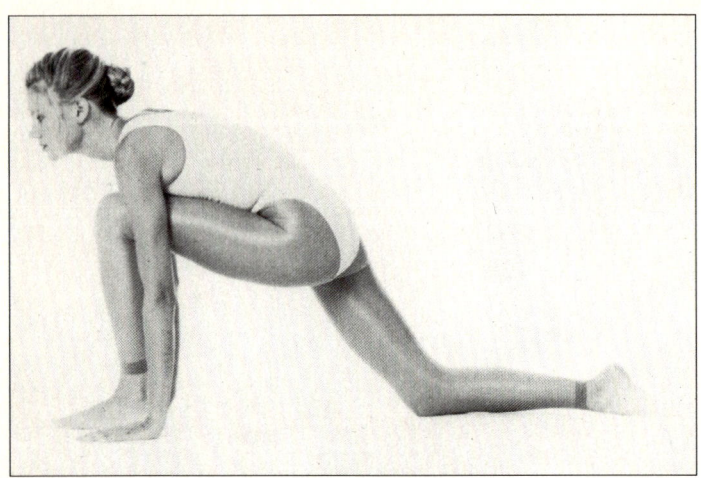

SCHLUSSDEHNUNG

Sie knien mit dem rechten Bein auf dem Boden und legen die
Hände neben den Fuß des aufgestellten rechten Beins, die Arme
parallel zur Wade. Das Knie steht direkt über dem Fuß. Schieben
Sie das rechte Bein möglichst weit zurück, das aufgestellte linke
bleibt starr.

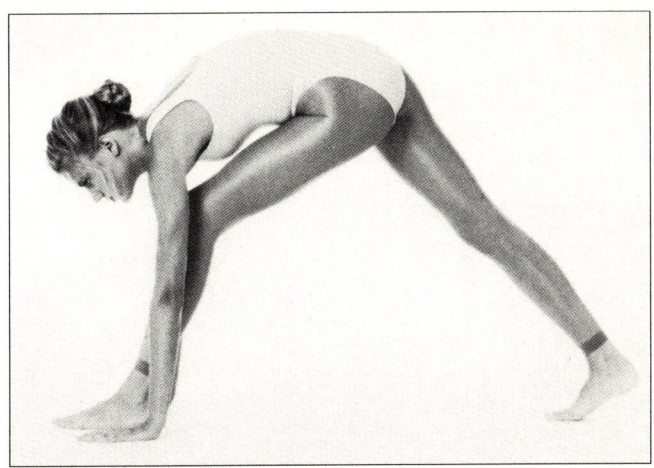

Drücken Sie die Hüfte nach vorn. Halten und bis zehn zählen. Kehren Sie zur Ausgangsposition zurück, indem Sie das rechte Knie beugen und das linke Bein zurückschieben. Drücken Sie das Becken vor. Wiederholen.

Übungen für den Bauch

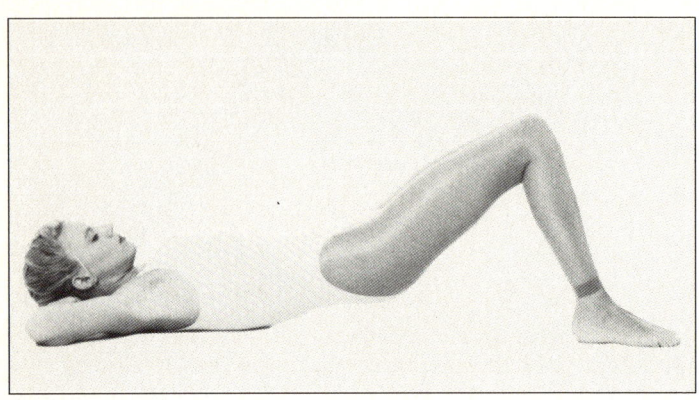

BECKENCURL

Sie liegen mit gebeugten Knien und schulterbreit auseinanderge-
stellten Füßen auf dem Rücken. Die Arme befinden sich unter
dem Nacken oder einfach am Körper. Ziehen Sie den Unterbauch fest ein, pressen Sie das Kreuz gegen den Boden, indem
Sie gleichzeitig das Gesäß leicht anheben. Halten Sie, und zählen
Sie bis auf drei bis fünf. Entspannen Sie. Wiederholen Sie zehnmal. Steigern Sie allmählich bis auf 30 Wiederholungen.

Es darf wirklich nur die Unterbauchmuskulatur beim Becken-
beugen und -heben eingesetzt werden. Den Kopf können Sie
dabei auf dem Boden liegen lassen oder auch leicht anheben.

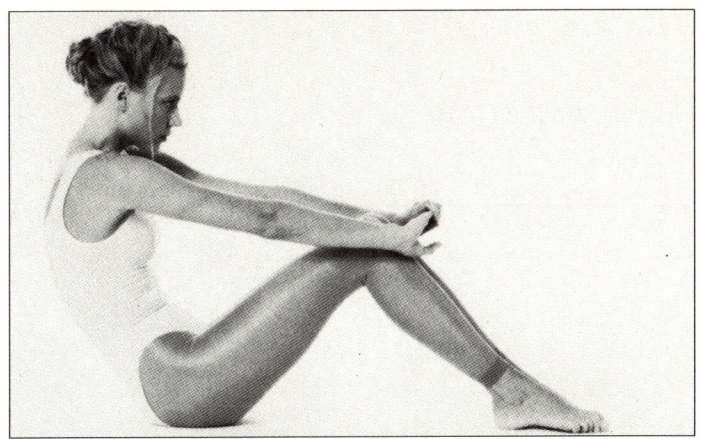

ABWÄRTSCURL

Sie sitzen mit gebeugten Knien und zur Brust gedrücktem Kinn auf dem Boden. Halten Sie die Arme ausgestreckt. Ziehen Sie den Unterbauch ein, und wölben Sie den Lendenwirbelbereich. Lehnen Sie sich langsam zurück. Kommen Sie dann unter Einsatz Ihrer oberen Bauchmuskulatur wieder in die Ausgangsposition zurück – der Rücken bleibt gewölbt. Atmen Sie beim Zurückbeugen aus, um so die Bauchmuskeln stärker zu kontrahieren. Beim Zurückbeugen und Hochkommen langsam bis drei oder fünf zählen. Wiederholen Sie fünf- bis zehnmal.

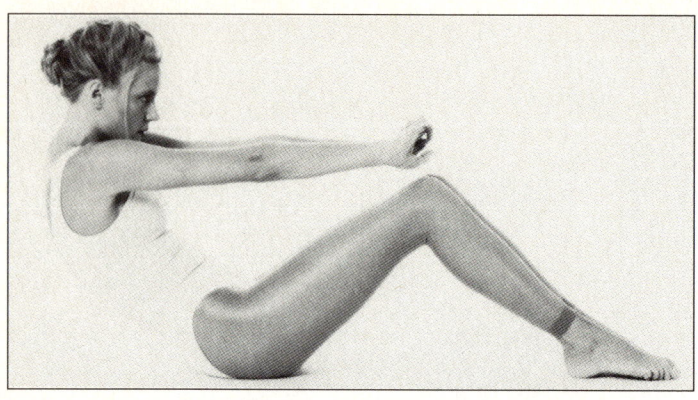

Anstatt sich nur zurückzulehnen und wieder aufzurichten, können Sie auch in der weitest zurückgelehnten Haltung zehnmal federn oder diese Position halten, bis Sie bis zehn gezählt haben. Steuern Sie die gesamte Bewegung nur über die Bauchmuskulatur.

Merke: Stellen Sie nicht jedesmal wieder Bodenkontakt her, da sonst die Muskelspannung verlorengeht, die korrekterweise während der gesamten Übung beibehalten werden sollte. Wichtig ist nicht, wie weit Sie gehen, sondern die korrekte Ausführung. Die Bewegungen in beide Richtungen dürfen nur unter Einsatz der oberen Bauchmuskulatur ausgeführt werden. Sorgen Sie für flüssige und langsame Bewegungen.

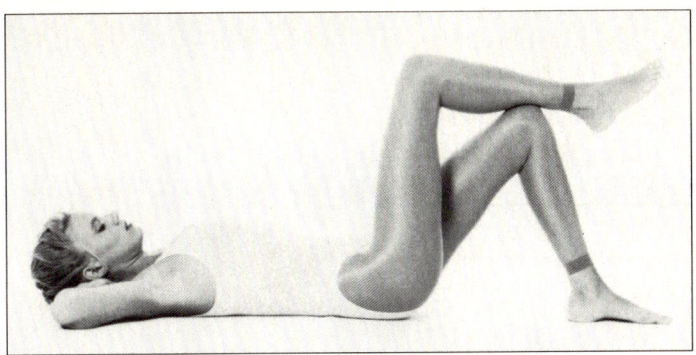

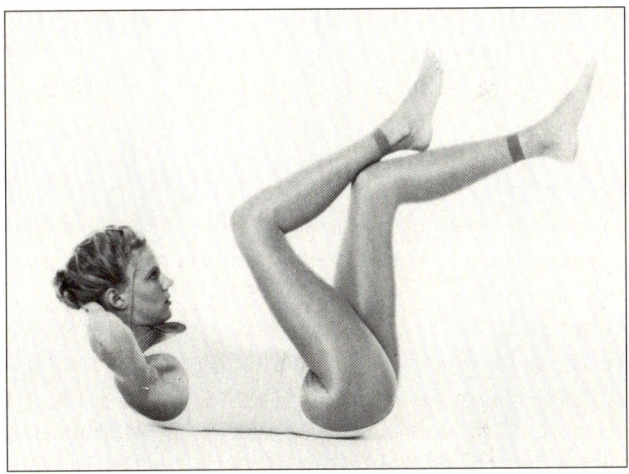

ALLE GEMEINSAM

Sie liegen auf dem Boden, wie oben abgebildet, die Unterarme sind hinter dem Kopf verschränkt, die rechte Wade ruht auf dem linken Knie. Sie ziehen den Unterbauch ein und drücken das Kreuz flach gegen den Boden. Heben Sie nun unter Einsatz Ihrer Unterbauchmuskulatur, wie unten gezeigt, die Beine vom Boden. Atmen Sie aus. Heben Sie nun auch den Oberkörper, indem Sie die obere Bauchmuskulatur anspannen.

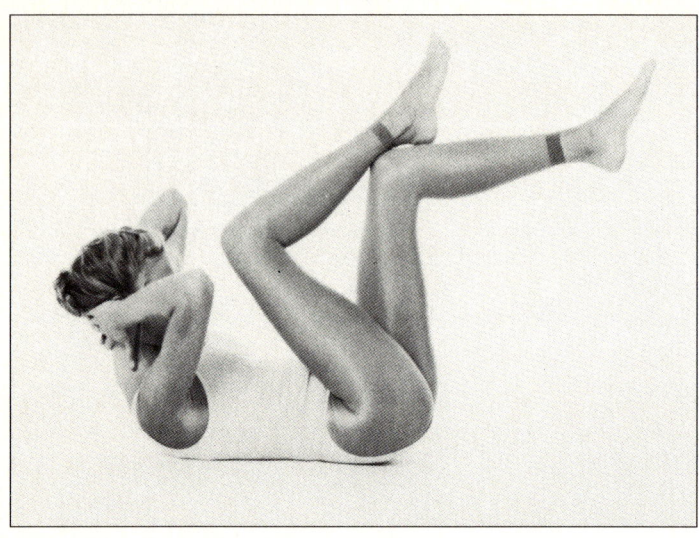

Ihre gesamte Bauchmuskulatur bleibt weiterhin angespannt. Atmen Sie nochmals aus – der Oberkörper bleibt weiter erhoben –,
und ziehen Sie das rechte Knie zur rechten Schulter. Halten und
bis fünf zählen. Gehen Sie langsam in die Ausgangsposition zurück. Beginnen Sie mit fünf Wiederholungen, und steigern Sie
sich dann langsam. Wiederholen Sie auf der linken Seite.

Das besondere an dieser Übung ist, daß hier die gesamte
Bauchmuskulatur – am Ober- und Unterbauch sowie die schrä-
gen Bauchmuskeln beidseits der Taille – trainiert wird.

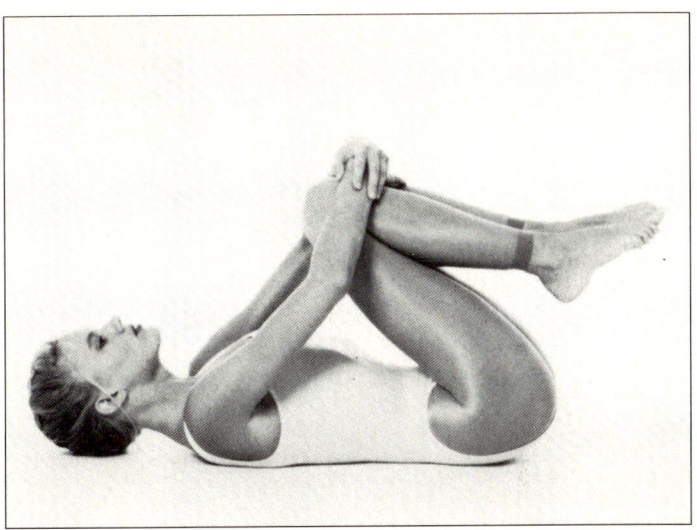

SCHLUSSDEHNUNG

Sie liegen flach auf dem Rücken, ziehen die Knie an und legen Ihre Hände auf beide Knie. Ziehen Sie nun die Knie an die Brust, ohne dabei den Kopf zu heben. Halten und bis zehn zählen. Das entspannt den Bauch und dehnt den Lendenwirbelbereich.

Übungen für die Arme

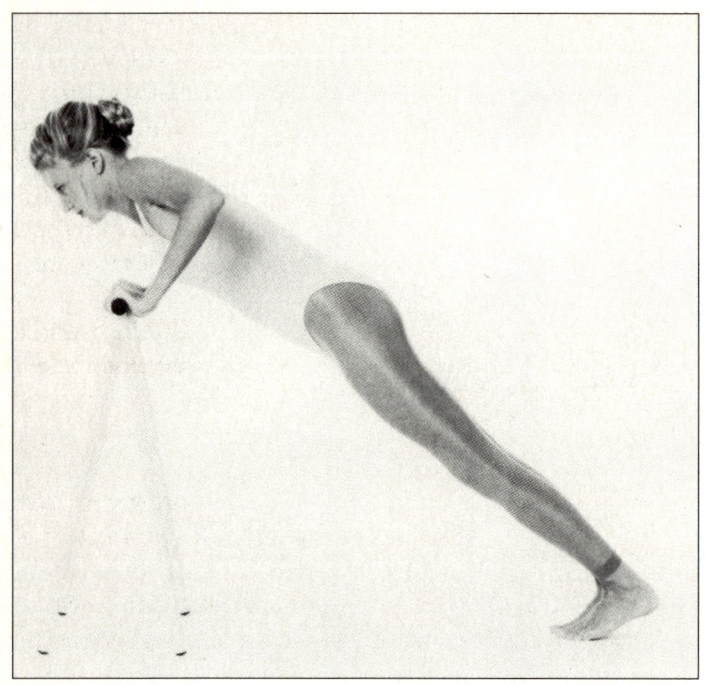

WEGDRÜCKEN

Sie stehen vor einem Holm oder einem Couchrücken, auf dem Sie sich abstützen können. Beugen Sie sich vor, und legen Sie die Hände in Schulterbreite auf die jeweilige Stütze. Halten Sie die Arme gestreckt, den Rücken gerade und den Bauch eingezogen. Beugen Sie langsam den Ellbogen, und senken Sie Ihren Körper wie abgebildet. Strecken Sie dann langsam wieder die Arme, und kehren Sie in die Ausgangsposition zurück. Fünf- bis zehnmal wiederholen. Steigern Sie sich allmählich auf zwei Sets.

Diese Übung trainiert den gesamten Oberkörper: Bizeps, Trizeps, Brust und oberen Rückenbereich.

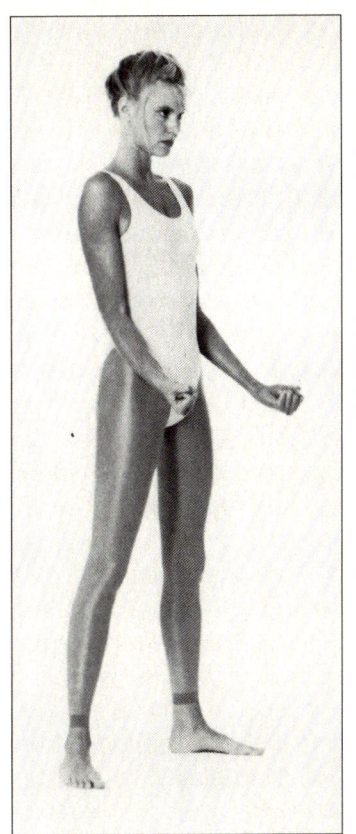 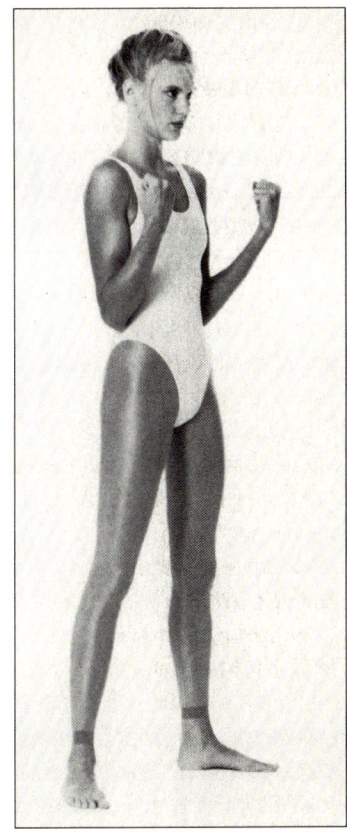

BIZEPSCURL

Stehen Sie mit leicht gebeugten Knien, die Beine gegrätscht. Halten Sie die Ellbogen während der Übung eng an den Körperseiten. Beugen Sie beide Arme gleichzeitig. Beim Kontraktionshöhepunkt verharren Sie und spannen noch etwas stärker an; ballen Sie die Fäuste. Bringen Sie die Arme langsam in die Ausgangsposition zurück. Zehnmal wiederholen. Am besten läßt sich diese Übung mit Gewichten ausführen. Beginnen Sie mit drei bis fünf Pfund an jeder Seite, und steigern Sie sich langsam.

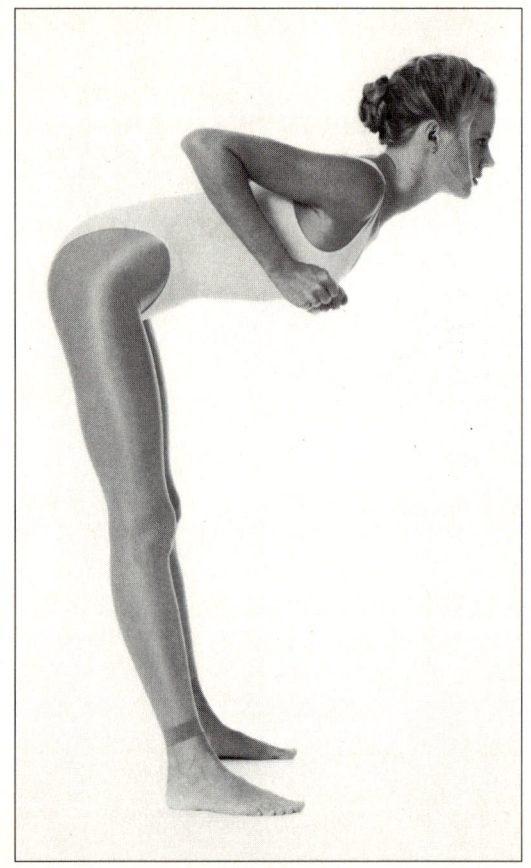

TRIZEPSSTRECKUNG

Sie stehen mit vorgebeugtem Oberkörper, mit geballten Fäusten und seitlich angewinkelten Armen. Strecken Sie nun beide Arme nach hinten hoch, bis sie sich parallel zum Boden befinden. Halten Sie eine Sekunde, und kehren Sie langsam in die Ausgangsposition zurück. Wiederholen.

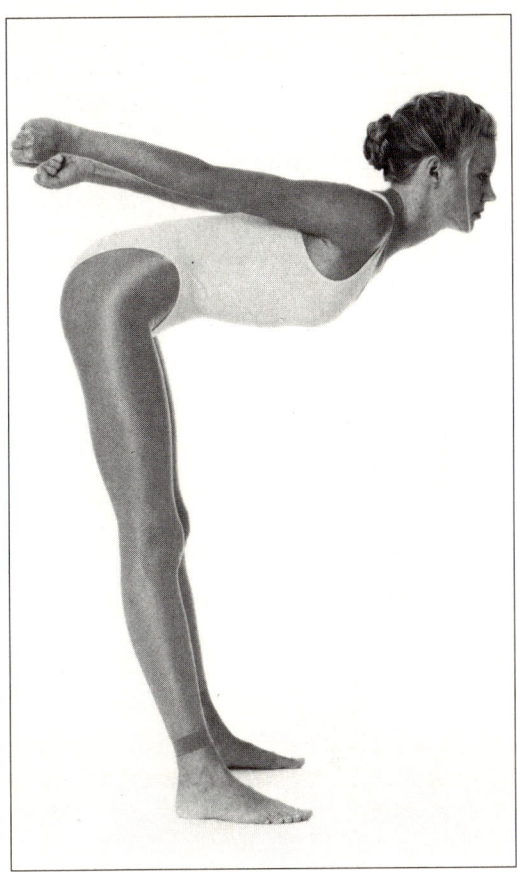

Es ist äußerst wichtig, daß die Bewegung langsam und damit kontrolliert in beide Richtungen ausgeführt wird. Wiederholen Sie zehnmal, und steigern Sie sich allmählich auf zwei Übungssets. Sie können die Übung auch mit Gewichtsmanschetten an den Handgelenken oder einer leichten Hantel – einer leichteren als der bei den Bizepsübungen eingesetzten – ausführen. Kontrollieren Sie die Bewegung: die Arme nicht schwingen!

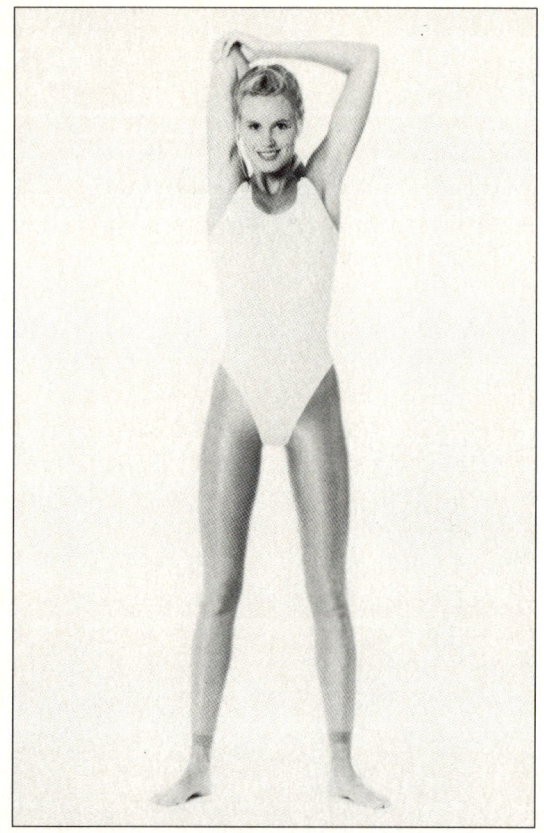

SCHLUSSDEHNUNG

Heben Sie einen Arm hoch, und beugen Sie den Unterarm hinter den Kopf. Ergreifen Sie den Ellbogen mit der freien Hand, und pressen Sie ihn vorsichtig nach unten. Halten und bis fünf zählen. Wiederholen Sie mit dem anderen Arm.

Wassergymnastik

So mühelos es auch erscheinen mag, so ist ein intensives Training im Wasser doch sehr wirkungsvoll und stimulierend. Und dabei müssen Sie noch nicht einmal einen einzigen Zug schwimmen, um die Vorzüge des Wassers für sich voll zu nutzen.

Der Wasserwiderstand ist zwölf- bis vierzehnmal größer als der der Luft. Das bedeutet, daß Ihre Muskeln die Schwerkraft nicht mehr für sich arbeiten lassen können und so gezwungen sind, in *jede* Richtung mehr Kraft aufzuwenden – wobei Ihnen selbst die Bewegungen jedoch wesentlich weniger anstrengend vorkommen. Der Grund hierfür liegt darin, daß Sie durch die Tragkraft des Wassers etwa 90 Prozent Ihres Körpergewichts «verlieren». Darüber hinaus haben Studien gezeigt, daß aerobische Übungen im Wasser Fett effektiver verbrennen als vergleichbare Übungen auf dem Trockenen.

Und schließlich bleibt auch der Massageeffekt des Wassers unübertroffen. Durch die Bewegung im Wasser wird eine kräftige Hydroaktion bewirkt, die den Blut- und Lymphfluß stimuliert und gleichzeitig den Haut- und Muskeltonus verbessert. So hilft Wasser also, die unschönen Hautverformungen der Cellulite zu glätten. Außerdem wird so Ihre Ausdauer und Kondition gesteigert sowie insgesamt mehr Muskelkraft und Beweglichkeit entwickelt. Ein weiterer Pluspunkt: Wasser entspannt Geist und Körper, indem es Streß, Anspannung und Sorgen wegspült.

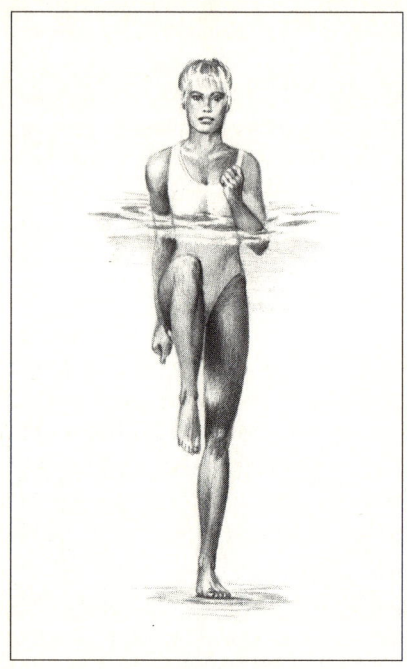

WASSERTRETEN

Treten Sie in brust- oder taillentiefem Wasser auf der Stelle, und lassen Sie dabei Ihre Arme mitschwingen, so als liefen Sie ganz normal an Land. Heben Sie Ihre Beine weit hoch, und setzen Sie den Fuß dann wieder flach auf. Wärmen Sie sich so zwei bis drei Minuten auf. Ein aerobisches Konditionstraining sollte sich dagegen über mindestens 20 Minuten erstrecken. Sie können auch quer durch den Pool laufen / joggen.

Auf die nächsten Übungen sollten Sie jeweils zwei Minuten verwenden und darauf dann langsam aufbauen.

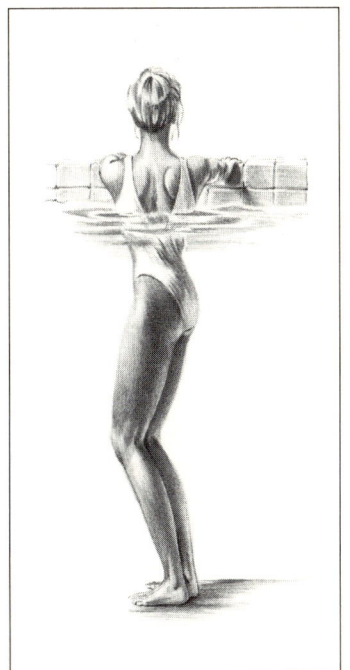 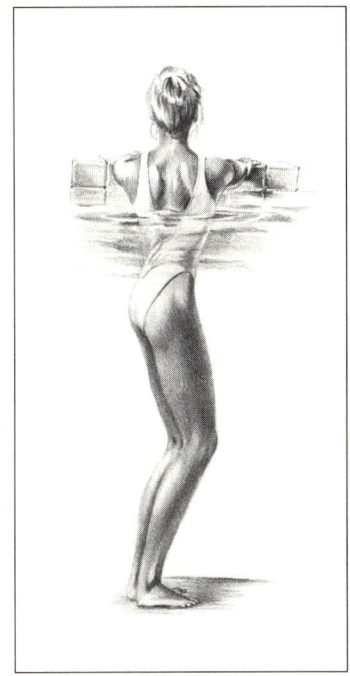

TAILLENDREHUNG

Halten Sie sich am Beckenrand fest, die Hände liegen schulterbreit auseinander. Drehen Sie sich, ohne die Schultern dabei zu
bewegen, zu beiden Seiten in der Taille, als hüpften Sie – die
Bewegung darf nur von der Taille abwärts ausgeführt werden.
Achten Sie darauf, daß Ihr Bauch eingezogen und der Brustkorb
herausgedrückt ist.

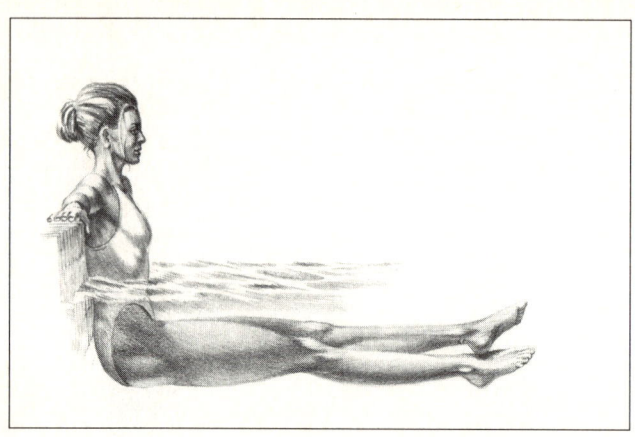

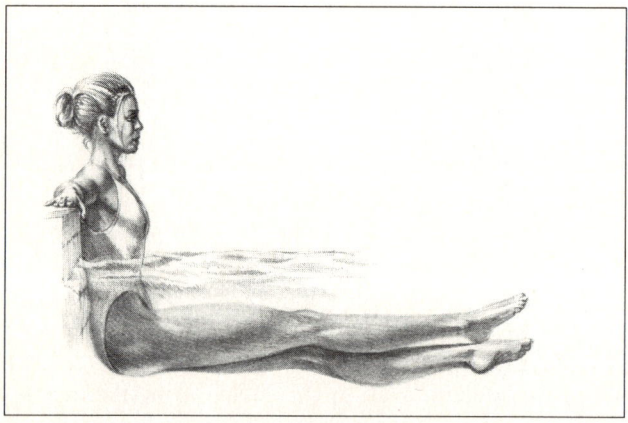

BEINSCHERE
Stellen Sie sich mit dem Rücken an die Beckenwand, drücken die Ellbogen hinter sich weit auseinander und halten sich am Rand fest. Heben Sie Ihre Beine hoch. Überkreuzen Sie sie in einer Scherenbewegung, wobei Sie die Beine ständig wechseln.

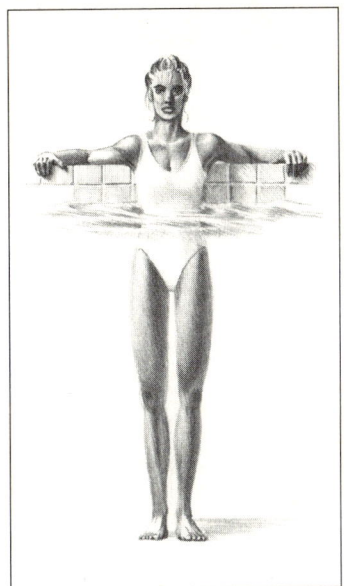 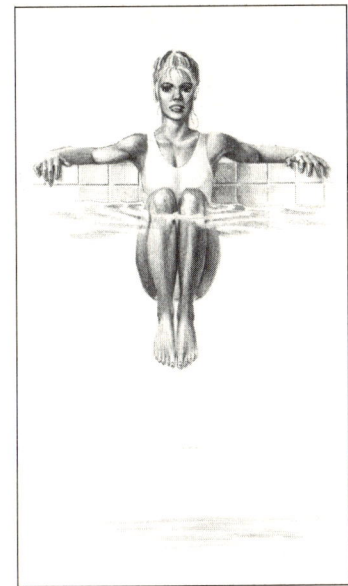

KNIEHEBEN

Drücken Sie Ihr Kreuz flach gegen die Beckenwand – der Bauch ist dabei eingezogen, die Beine gerade nach unten gestreckt. Ziehen Sie Ihre Knie nun unter Einsatz der Bauchmuskulatur zur Brust hoch. Kehren Sie zur Ausgangsposition zurück, und wiederholen Sie.

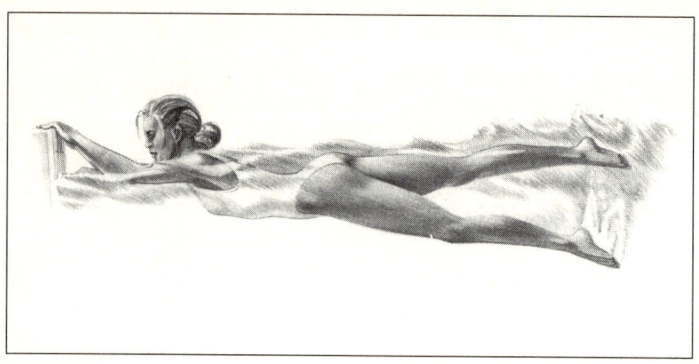

KRAULBEINSCHLAG

Halten Sie sich, flach im Wasser liegend, mit beiden Händen am Beckenrand fest. Heben Sie Ihre Beine, so daß sie direkt hinter Ihrem Körper ausgestreckt liegen. Schlagen Sie nun rasch auf und ab. Sie können sich bei dieser Übung auch an einem Schwimmbrett festhalten. Achten Sie darauf, daß die Bewegung vom großen Gesäßmuskel ausgeht, um wirklich die maximale Wirkung zu erzielen.

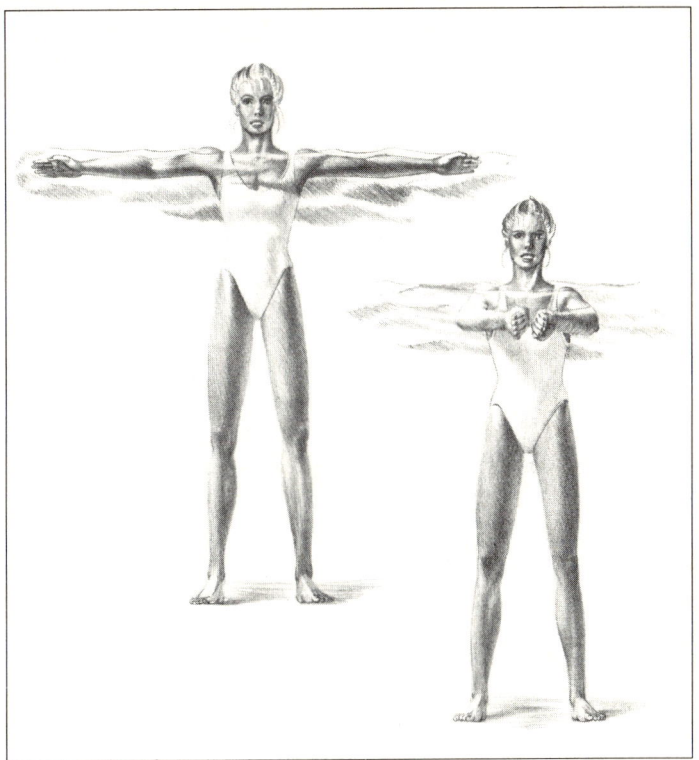

ARMZUG

Sie stehen in brusttiefem Wasser mit in Schulterbreite gegrätschten Beinen und leicht gebeugten Knien. Strecken Sie Ihre
Arme direkt unter der Wasseroberfläche zu beiden Seiten gerade
aus. Wölben Sie Ihre Hände leicht, die Handflächen zeigen nach
vorn. Bringen Sie Ihre Arme in einer Zugbewegung nach vorn,
und kreuzen Sie sie vor der Brust. Drehen Sie die Hände so, daß
die Handflächen voneinander abgewandt sind, und ziehen Sie
die Arme wieder zu den Seiten zurück. Wiederholen Sie. «Schaufeln» Sie das Wasser mit dem Handgewölbe immer nur in die
Bewegungsrichtung.

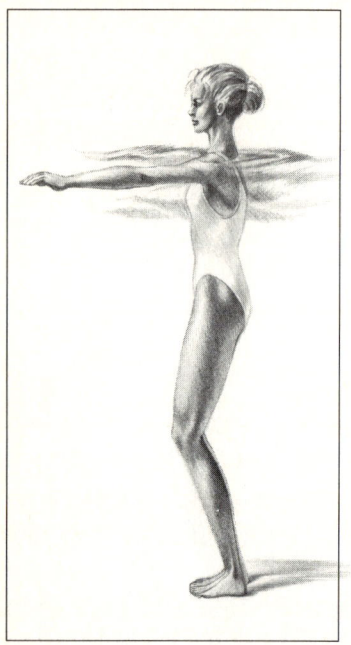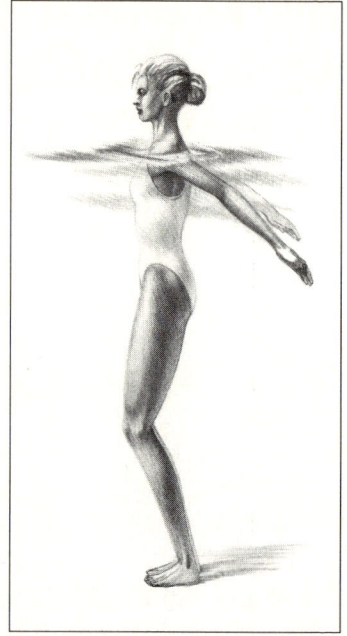

ARMDRÜCKEN

Sie stehen in brusttiefem Wasser mit vor Ihnen direkt auf Wasser-niveau ausgestreckten Armen. Senken Sie Ihre Arme nun – die Handflächen zeigen nach unten – in einer schwingenden Bewe-gung nach hinten. Drehen Sie Ihre Hände, so daß die Handflä-chen erneut nach unten zeigen, und schwingen Sie die Arme in die Ausgangsposition zurück. Wiederholen Sie. «Schaufeln» Sie das Wasser mit dem Handgewölbe immer nur in die Bewe-gungsrichtung.

«Body Conditioners»

Kontinuität ist der Schlüssel zum Erfolg jeglichen Konditionstrainings. Heute scheinen sich die meisten Experten darin einig zu sein, daß einem dreimal wöchentlichen anstrengenden Training eine weniger intensive und natürlichere Aktivität wie rasches Gehen / Walking, der sechsmal die Woche nachgegangen wird, vorzuziehen ist. Auch sind sie der Ansicht, daß man ein angenehmes und leicht praktizierbares Programm eher durchhält. Anders ausgedrückt heißt das: Nicht die Trainingsintensität zählt, sondern die -häufigkeit.

Was die Trainingsdauer angeht, so hängt diese vom individuellen Fitneßgrad und der jeweiligen Aktivität selbst ab. Gehen läßt sich problemlos länger durchhalten: Fassen Sie hier eine Trainingszeit von mindestens 30 Minuten ins Auge, und steigern Sie sich allmählich auf 45. Dasselbe gilt für Radfahren, Skilanglauf und Schlittschuhlaufen. Bei einer Sportart wie Schwimmen beginnen Sie am besten mit einer kürzeren Trainingsdauer, sagen wir zwölf bis fünfzehn Minuten, und steigern sie langsam bis zu einer halben Stunde.

Zum Aufwärmen und Abkühlen gibt es hier kein spezielles Übungsset. Hier wärmen Sie Ihre Muskeln einfach auf, indem Sie zu Beginn ein langsameres Trainingstempo anschlagen. Das heißt also, langsames Gehen sollte einem raschen Ausschreiten vorangehen, sachtes Kraulen kräftig ausholenden Schwimmzügen und langsames In-die-Pedale-Treten einem zünftigen Trip mit dem Rad. Fünf bis zehn Minuten Aufwärmen in diesem Stil reicht bei den meisten Leuten. Analog dazu können Sie sich abkühlen, indem Sie Ihr Training langsam und sanft ausklingen lassen, anstatt einfach abrupt aufzuhören. Im Idealfall sollten sich daran noch einige Dehnübungen anschließen.

Versuchen Sie bei dem im Freien – Schwimmbad, Park oder Sportplatz – betriebenen Konditionstraining, einen geeigneten Platz in Wohnungsnähe zu finden, um einen möglichst einfachen und bequemen Trainingsrahmen zu schaffen. Damit steigen die Chancen, daß Ihnen das regelmäßige Training zur lieben Gewohnheit wird und Sie nicht – der widrigen Umstände halber – nach kurzer Zeit aufgeben. Betrachten Sie die Body Conditioners als lebenslange «Verpflichtung» – eine langfristige Investition in Gesundheit, Figur und Aussehen.

Gehen / Walking

Gehen ist etwas genauso Natürliches wie atmen und sollte – aus den bereits angesprochenen Gründen – eine entsprechend wichtige Bedeutung in unserem Leben haben. Damit aber auch wirklich ein Effekt erzielt wird, müssen Sie schon schnell genug gehen. Im Grunde verbrennen Laufen und rasches Gehen / Walking gleich viel Kalorien: 160 bis 180 pro Kilometer. Der einzige Unterschied liegt in dem Zeitaufwand, der zur Bewältigung des Kilometers erforderlich ist. Was wirklich zählt, vom aerobischen Standpunkt aus, ist die Trainingsstrecke und auch -dauer und nicht so sehr das -tempo. Sieben Kilometer pro Stunde sind eine gute Geschwindigkeit. Machen Sie große Schritte. Lassen Sie Ihre Arme locker und natürlich mitschwingen, halten Sie sie nicht verkrampft am Körper. Gehen Sie «hocherhobenen Hauptes» und doch entspannt.

Und schließlich läßt sich Gehen auch noch perfekt in unseren Alltag einbauen. So können Sie beispielsweise den Weg zur Arbeit ganz oder teilweise zu Fuß zurücklegen; wenn Sie mit öffentlichen Verkehrsmitteln fahren, steigen Sie einfach ein, zwei Stationen früher aus. Nutzen Sie die Mittagspause für einen kurzen, aber flotten Gang. Dasselbe gilt für andere alltägliche Verrichtungen und Besorgungen. Müssen Sie Ihren Hund ausführen, dann *gehen* Sie auch wirklich mit ihm Gassi, und vertreten Sie sich nicht nur ein, zwei Minuten kurz die Beine. Und wann immer möglich, lassen Sie Aufzug Aufzug sein – gehen Sie die Treppen zu Fuß hoch. Das mag vielleicht alles nicht sehr beeindruckkend sein, aber die Summe macht's.

Zusätzlich zum Gehen oder einfach, um etwas Abwechslung in Ihr Konditionsprogramm zu bringen, nachfolgend vier weitere besonders nützliche Sportarten. Sie halten Sie nicht nur schlank, fit und gesund, sondern tragen auch noch in erstaunlichem Maß zu einem gutgeformten Körper, vor allem Unterkörper, bei.

Radfahren

Nichts formt die Beine so schön wie Radfahren. Bei regelmäßigem Training verhilft es zu den beneidenswert lang und schlank aussehenden Oberschenkeln. Sie müssen kein Radfahrbesessener werden, um damit Ergebnisse zu erzielen, noch müssen Sie es stundenlang ohne Unterbrechung betreiben. Bereits 15 bis 30 Minuten täglich bei warmem Wetter – das kann vom Beginn des Frühjahrs an bis zum Spätherbst sein – führen zu wunderbaren Ergebnissen. Suchen Sie sich der Bequemlichkeit halber eine Tour direkt in Ihrer Umgebung aus. Versuchen Sie, starkem Verkehr aus dem Weg zu gehen, zum einen wegen der Unfallgefahr, zum anderen, weil das Einatmen der Autoabgase alles andere als gesund ist.

Um den maximalen Nutzeffekt aus Ihrem Fahrrad zu ziehen, muß die Sattelhöhe Ihrer Körpergröße angepaßt sein: Bei Pedalentiefstand sollten Ihre Beine fast völlig gestreckt, die Knie nur minimal gebeugt sein. Andernfalls geht die figurformende Wirkung verloren. Sie müssen das volle Bewegungsspektrum ausschöpfen können, damit Sie keine «dicken» Muskeln, dafür aber jenes langwüchsige, geschmeidige Aussehen bekommen. Um schnellere Ergebnisse zu erzielen, können Sie auch den Pedalwiderstand vergrößern, indem Sie einen höheren Gang einlegen.

Schwimmen

Regelmäßiges Schwimmen kann Wunder bei Ihrer Gesundheit, allgemeinen Fitneß und Ihrem Aussehen bewirken. Der Wasserwiderstand zwingt Ihre Muskeln zu einem größeren Kraftaufwand, ohne daß Sie das Gefühl haben, sich sonderlich anzustrengen. Darüber hinaus stimuliert kaltes Wasser die Neuverteilung des Fettgewebes. Und natürlich unterstützt kräftiges Schwimmen auch einen Gewichtsverlust, indem es schnell und effizient Kalorien verbrennt.

Da der Körper beim Schwimmen horizontal im Wasser liegt, gibt es auch nirgends Druckpunkte und auch keine Spannung. Bei einem guten Schwimmer können Sie beobachten, wie sein Körper mit langen, fließenden und kräftigen Zügen durch das Wasser gleitet. Die Bewegungen sind rhythmisch und flüssig, die Atmung tief und regelmäßig.

Schwimmen ist eine besonders schlagkräftige Waffe im Kampf gegen die Cellulite. Es trainiert praktisch jeden Muskel im Körper und sorgt für einen raschen und gleichmäßigen Lymphfluß. Der kräftige Massageeffekt, der vom Wasser ausgeht, verbessert darüber hinaus den Hauttonus und macht die Haut so bemerkenswert fest, glatt und geschmeidig. Sie werden nur ganz selten einen guten Schwimmer mit Orangenhaut an den Oberschenkeln finden. Eine Frau, die regelmäßig schwimmt, wird selbst im fortgeschrittenen Alter eine jung aussehende Haut mit gutem Tonus haben – keine Spur von Dellen und Vertiefungen, keine Erschlaffung.

Sind Sie also ein guter Schwimmer, dann versuchen Sie, diesen Sport auch regelmäßig auszuüben. Sind Sie es aber nicht, halten sich aber gern im Wasser auf, dann sollten Sie sich vielleicht informieren, ob irgendwo in Badeanstalten in Ihrer Nähe Wassergymnastikkurse, die oft auch unter der Bezeichnung Aqua-Aerobic laufen, angeboten werden. Diese Kurse erfreuen sich mittlerweile aus gutem Grund einer recht großen Beliebtheit: Sie sind sehr wirkungsvoll, machen Spaß und sind eine wirklich gute Alternative für alle Nichtschwimmer.

Skilanglauf

Auch diese wirklich bemerkenswerte Sportart macht sehr viel Spaß. Ebenso wie das Schwimmen trainiert sie den gesamten Körper; Arme und Beine sind gleichermaßen aktiv. Viele Muskelgruppen werden bei diesem Sport in die gleichmäßige, rhythmische Bewegung miteinbezogen.

Das Gleiten der Skier im Schnee wirkt außerordentlich beruhigend. Sind Sie erst einmal in die Stille der winterlichen Landschaft eingetaucht, werden Sie auch alle Sorgen hinter sich lassen. Außerdem kann diese Sportart praktisch von jedem betrieben werden – Sie sollten Ihren Körper aber durch Skigymnastik auf diese ungewohnte Beanspruchung vorbereiten –, und auch die Verletzungsgefahr ist hier relativ gering.

Wenn Sie den Beanspruchungsgrad selbst erhöhen wollen, suchen Sie sich einfach eine bergigere Tour aus. Sie können sich – auch wenn dies nicht zwingend notwendig ist – von einem qualifizierten Skilehrer oder Freund, der in dieser Sportart bewandert ist, unterweisen lassen. Ein weiterer Vorteil: Die Ausrüstung ist relativ kostengünstig, spezielle Kleidung muß nicht sein.

Schlittschuhlaufen / Rollschuhlaufen

Auch dies ist eine sehr wirksame Methode zum Training des gesamten Unterkörpers. Die Bewegung, bei der man sich von der Innenkante des einen Schlittschuhs abstößt, um mit dem anderen aufzukommen, ist, richtig ausgeführt, ein wahrer Beinformer, da hierbei sämtliche Muskeln von der Wade bis zum Oberschenkel trainiert werden. Auch fördert diese Betätigung eine regelmäßige, tiefe Atmung, was, wenn draußen in der frischen Winterluft ausgeübt, von besonders großem Nutzen ist. Außerdem werden hier zwei Körperpartien direkter trainiert als bei anderen Sportarten. Da die Gesäßmuskeln in die Bewegung miteinbezogen sind, werden Oberschenkel und Gesäß gestrafft und gekräftigt. Und auch der Innenschenkel, ein normalerweise schwer zugänglicher Bereich, wird durch die Bewegung, die das

Gleiten ermöglicht, gefestigt und gestärkt. Schauen Sie nur ein- mal Eiskunstläufern im Wettbewerb zu, und Sie werden sehen, welche kraftvollen und doch grazil geformten Beine sie haben.

Rollschuhlaufen bewirkt ebenfalls eine gutgeformte Figur mit schönen Konturen – und außerdem macht es jede Menge Spaß. Wenn Sie in den Wintermonaten Schlittschuh laufen, können Sie sich im Frühjahr und Sommer problemlos aufs Rollschuhfah- ren verlegen und haben so ein ideales Ganzjahrestraining.

«Trockentraining» mit Heimtrainern

Ebenso wie Sie daheim mit Hilfe des Radtrainers radfahren und mit dem Laufband Ihr Gehpensum absolvieren können, kann sich der Langlauffan auch am heimischen «Skimaster» üben. Läßt sich auch mit all diesen Heimtrainern derselbe Nutzeffekt erzie- len wie mit dem Outdoorsport selbst, so haben sie doch auch Nachteile: Das Szenario ist sicherlich nicht so reizvoll, und auch der Nutzeffekt der frischen Luft bleibt aus. Dafür können Sie aber bei Regen und Sonnenschein, bei Tag und Nacht trainieren. So müssen Sie denn Vor- und Nachteile gegeneinander abwägen und nach einem Kompromiß suchen, indem Sie den Original- sport und die Indoorkopie miteinander kombinieren.

Dehnübungen

Dehnübungen sind eigentlich für jeden, unabhängig von Alter und Beweglichkeitsgrad, ein absolutes Muß. Um ein optimales Ergebnis zu erzielen, sollten Sie eine Vielzahl von Dehnübungen in Ihr tägliches Programm einbauen. Sie können das gesamte hier vorgestellte Übungsprogramm absolvieren oder gezielt einige Ihren individuellen Bedürfnissen entsprechende Dehn- übungen auswählen.

Was Dehnübungen alles zu bewirken vermögen, sollen Ihnen einige Beispiele verdeutlichen:

- Sie regen die Blut- und Lymphzirkulation an. Indem Sie Ihren Körper regelmäßig dehnen, sorgen Sie für einen ungestörten freien Lymphfluß.
- Nach einem anstrengenden Training unterstützen sie die Muskelerholung.
- Sie entspannen die Muskeln und helfen, die durch Streß und Verspannungen verursachten Schmerzen zu lindern.
- Sie beugen der mit dem Alterungsprozeß verbundenen zunehmenden Steifigkeit vor oder verzögern diesen Prozeß zumindest. Beweglichkeit und Elastizität werden durch sie erhöht, bewahrt oder wiedergewonnen.
- Regelmäßig gedehnte Muskeln bleiben geschmeidig, sind besser durchblutet und besser mit Nährstoffen versorgt.
- Sie eignen sich ausgezeichnet zum Abbau von Spannungen, da sie gleichzeitig den Geist entspannen und den Körper tonisieren.
- Durch sie werden Sie sich geschmeidig, rank und schlank fühlen und verbessern außerdem Ihre Haltung.

Einige Tips zum Dehnen
- Überschreiten Sie nie Ihre eigenen Grenzen. Dehnen sollte angenehm und entspannend sein. Tut es weh, haben Sie übertrieben.
- Halten Sie die Dehnbewegung – wippen Sie nicht.
- Die beste Zeit zum Dehnen ist direkt im Anschluß an ein Trainingsprogramm, einen flotten Gang oder ein anderes aerobisches Übungsset. Und da Dehnen Muskelspannung lindert, kann es jederzeit zum allgemeinen Wohlbefinden ausgeführt werden.
- Achten Sie beim Dehnen immer auf eine regelmäßige Atmung: weder Atem anhalten noch hyperventilieren! Am besten atmen Sie ruhig und gleichmäßig. Atmen Sie zwischen den einzelnen Dehnbewegungen tief ein und voll aus.

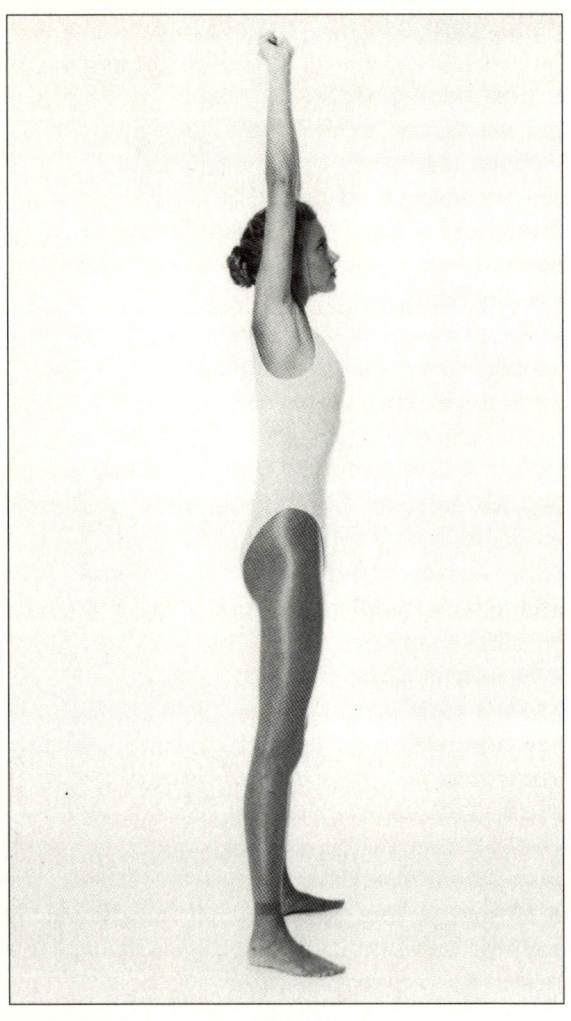

Heben Sie Ihre Arme hoch über den Kopf, und dehnen Sie, indem Sie Brustkorb und Schultern heben. Halten und bis fünf
zählen.

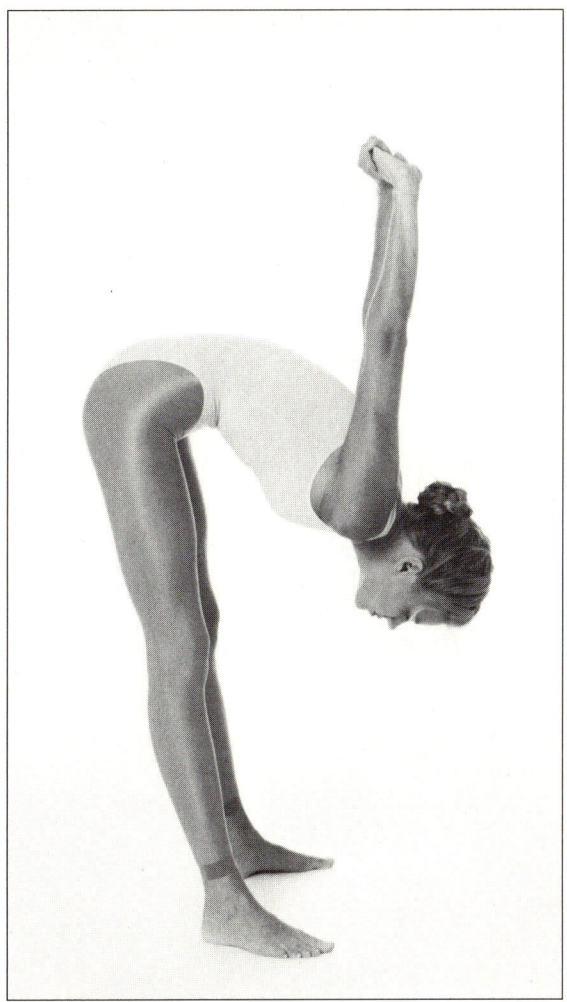

Strecken Sie nun die Arme gerade hinter Ihrem Rücken aus, fassen Ihre Hände, ziehen den Bauch ein und knicken in der Taille ein – jedoch nur so weit, wie Sie können. Halten und langsam bis fünfzehn zählen.

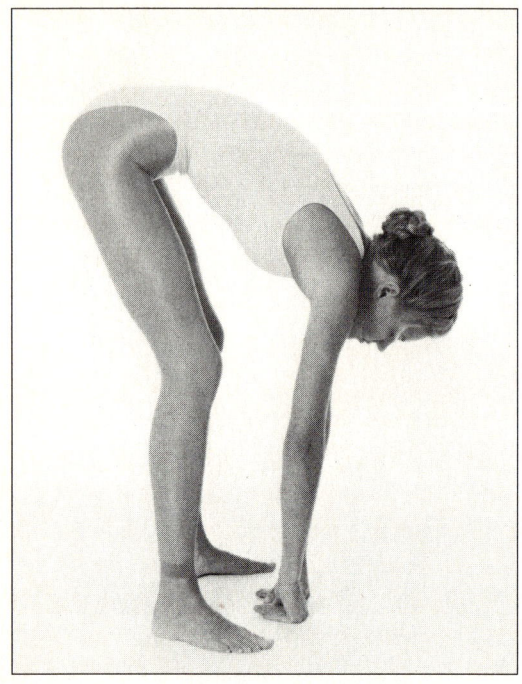

Beugen Sie die Knie, und berühren Sie mit den Händen, wie abgebildet, den Boden.

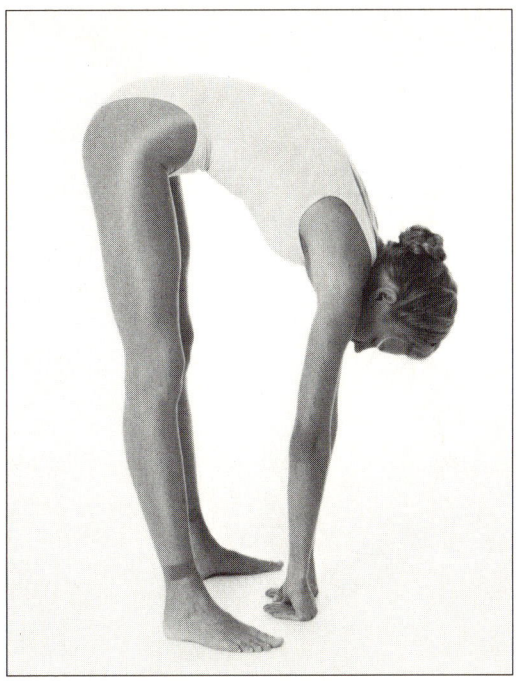

Drücken Sie die Knie durch, jedoch nur so weit, wie Sie können. Halten und bis fünfzehn zählen. Kommen Sie langsam wieder hoch, indem Sie die Wirbelsäule Wirbel für Wirbel aufrichten.

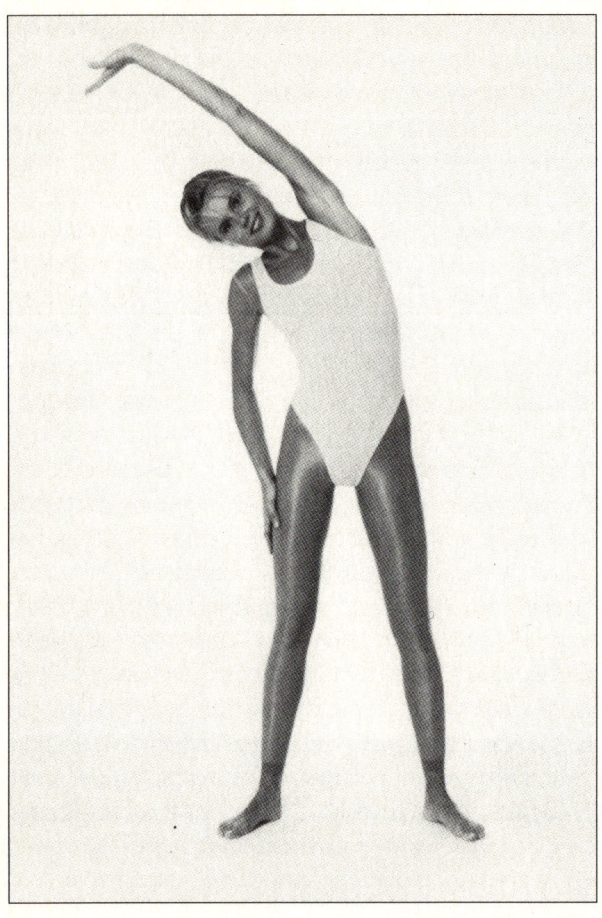

Sie stehen wieder mit eingezogenem Bauch und herausgedrück-
tem, gehobenem Brustkorb. Legen Sie die rechte Hand an den
rechten Oberschenkel, und bringen Sie Ihren linken Arm über
den Kopf. Dehnen Sie den Oberkörper nun kräftig zur rechten
Seite, so als drückten Sie gegen eine Wand. Halten und bis fünfzehn zählen. Kehren Sie langsam in die Ausgangsposition zurück. Wiederholen Sie zur anderen Seite.

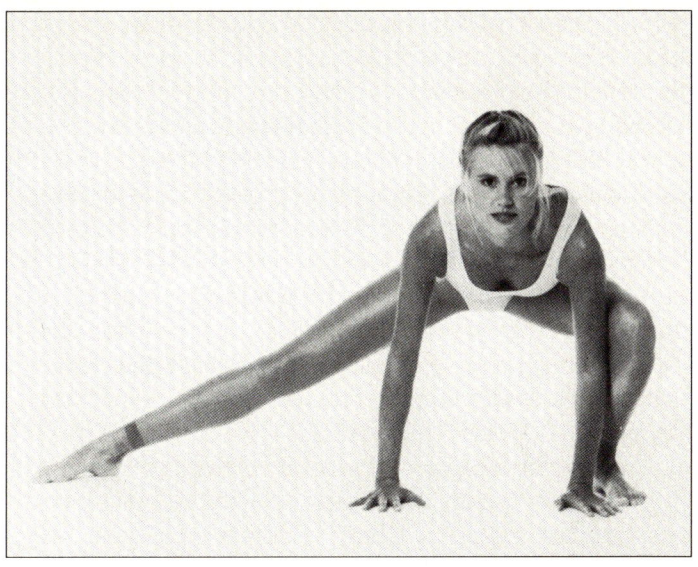

Sie stehen mit weit gegrätschten Beinen und legen die Hände auf den Boden. Lassen Sie Ihr rechtes Bein langsam zur Seite gleiten, während Sie das linke Knie, wie abgebildet, beugen. Die Dehnung muß über den gesamten Innenschenkel spürbar sein. Halten und bis auf zehn bis fünfzehn zählen. Kehren Sie wieder in die Ausgangsposition zurück, und wiederholen Sie mit der anderen Seite. Achten Sie darauf, daß die Füße flach auf dem Boden liegen.

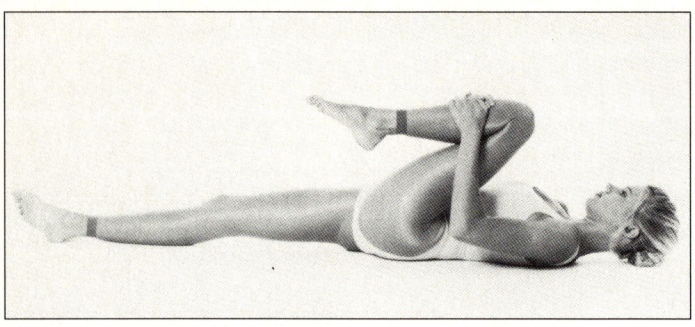

Sie liegen auf dem Rücken und ziehen Ihr rechtes Knie zur Brust. Halten und bis fünf zählen.

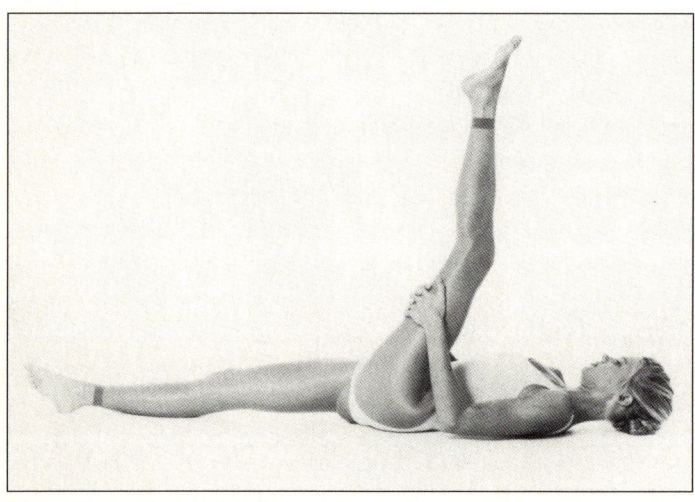

Strecken Sie nun Ihr rechtes Bein, so weit, wie es Ihnen noch angenehm ist, und versuchen Sie, es an sich heranzuziehen. Halten und bis auf zehn bis fünfzehn zählen. Lassen Sie das Bein langsam wieder zurückgleiten, und wiederholen Sie mit dem anderen Bein.

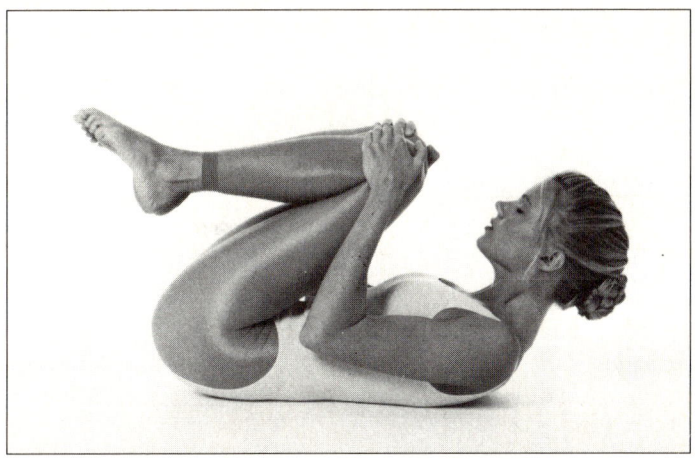

Sie liegen auf dem Rücken und ziehen beide Knie zur Brust. Umfassen Sie Ihre Knie, und bewegen Sie Ihren Kopf auf sie zu. Halten und bis auf zehn bis fünfzehn zählen.

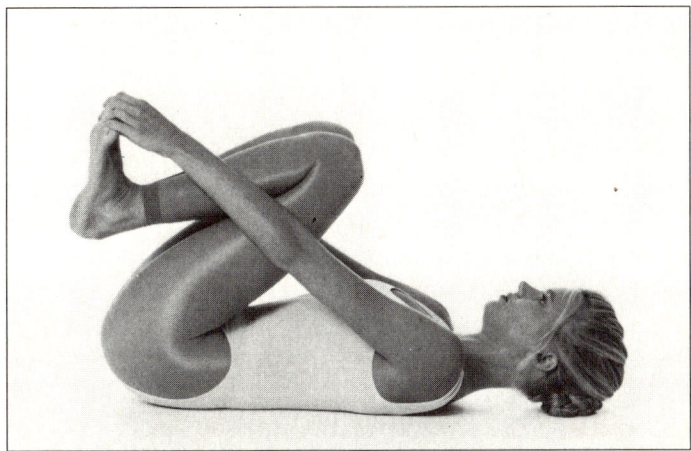

Sie liegen auf dem Rücken, bringen beide Knie an die Brust und ergreifen Ihre Zehen.

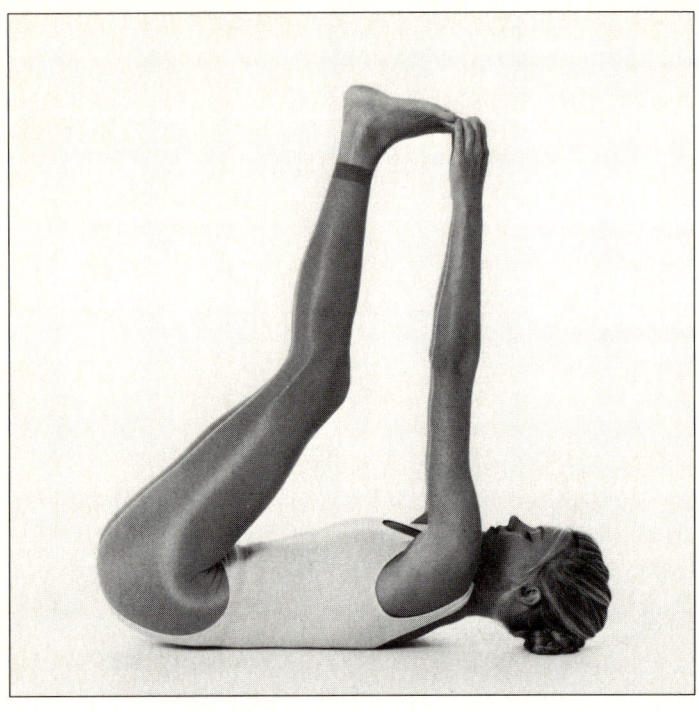

Drücken Sie Ihre Knie nun – nur so weit, wie es Ihnen noch angenehm ist – sanft durch. Halten und bis auf zehn bis fünfzehn zählen.

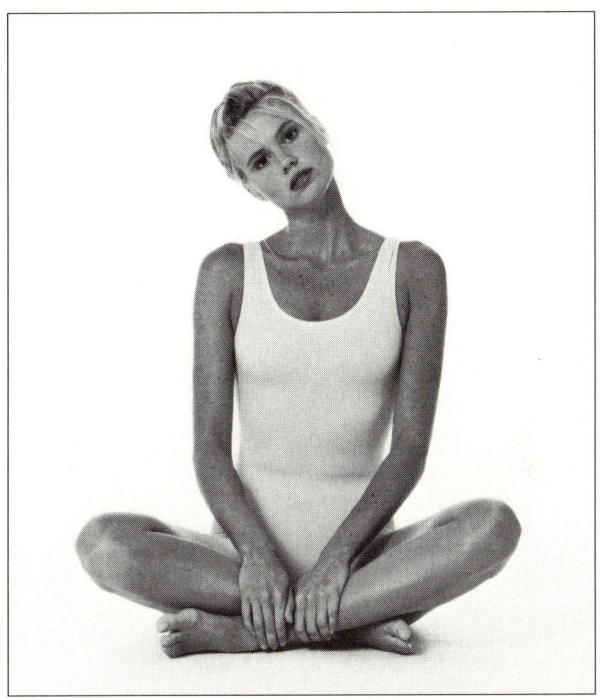

Sie stehen oder sitzen, schauen geradeaus und drücken den Kopf zu einer Schulter hin. Halten und bis fünf zählen. Heben Sie den Kopf wieder, und beugen Sie ihn zur anderen Schulter. Wiederholen Sie zweimal.

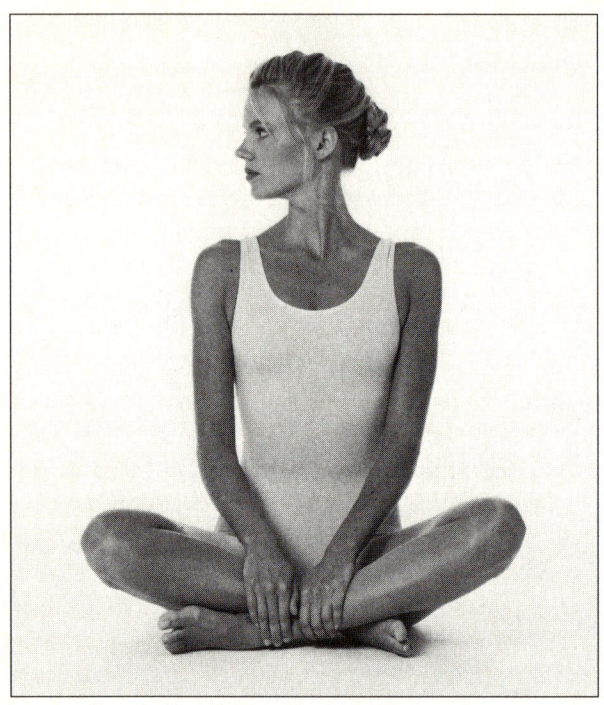

Sie stehen oder sitzen, schauen geradeaus, drehen den Kopf zu einer Seite und schauen über Ihre Schulter. Halten und bis fünf zählen. Bringen Sie Ihren Kopf langsam wieder in die Ausgangsposition zurück. Drehen Sie ihn nun zur anderen Seite und halten wieder. Zweimal wiederholen.

Atmen Sie am Ende Ihres Dehnprogramms ein paarmal tief durch.

Atmung

Jeder von uns macht täglich etwa 20000 Atemzüge, und doch ist Atmung die Körperfunktion, deren wir uns am wenigsten bewußt sind. Selten nur verschwenden wir einen Gedanken an sie – nur dann nämlich, wenn sie in irgendeiner Form beeinträchtigt ist. Der Nutzeffekt jedoch, der sich mit einer korrekten Atemtechnik erzielen läßt, ist erstaunlich.

Der Einfluß der Atmung auf die Lymphdrainage ist eine physiologische Tatsache, die jedoch nur selten Erwähnung findet. Jeder weiß, daß durch die Atmung Sauerstoff transportiert und Kohlendioxid freigesetzt wird, doch das ist längst nicht alles. Die Atmung ist auch verantwortlich für den Abtransport von zellulären Abfallprodukten und Giftstoffen, die sich als Produkte des Zellstoffwechsels in den Zellzwischenräumen ansammeln. Sie erreicht dies durch ihr direktes Einwirken auf den Lymphfluß.

Sie werden sich erinnern, daß der Lymphkreislauf über keinen Pumpmechanismus verfügt, der ihn in Bewegung bringt bzw. hält. Er ist hier vornehmlich von der Muskelkontraktion und der Saugwirkung der Atmung abhängig. Das Zwerchfell, die muskuläre Scheidewand zwischen Brust- und Bauchraum, ist unsere wichtigste Lymph«pumpe». Bei tiefer Atmung erlaubt die Bewegung des Zwerchfells einen normalen Lymphfluß. Diese Hilfestellung wird möglich gemacht durch die Druckveränderung in Brust- und Bauchhöhle. Während des Einatmens dehnen sich – durch Veränderung der Druckverhältnisse – die Lymphgefäße im Brustraum aus, während die im Bauchraum zusammengezogen werden. Während des Ausatmens tritt durch Umkehrung der Druckverhältnisse genau der gegenteilige Effekt ein.

Sind die Gefäße erweitert, kann mehr Lymphflüssigkeit von unten eintreten. Ziehen sie sich zusammen, wird damit ein Ansteigen der Lymphe bewirkt. Diese die Atmung begleitende «Pump»aktion unterstützt den Lymphfluß in die unteren Gliedmaßen. Ist dieser Fluß träge, kommt es zu einer Stauung der Interstitialflüssigkeit. Dieses Zuviel an interstitieller Flüssigkeit wiederum unterstützt in Hüften und Oberschenkeln die Bildung von Cellulite.

So etwas Simples wie bewußtes und korrektes Atmen kann ganz wesentlich zur Befreiung des Körpers von Abfallprodukten und Giftstoffen beitragen. Die meisten von uns schöpfen ihr Atmungspotential nur etwa zur Hälfte aus. Die Folge: Abfallstoffbeseitigung und Sauerstoffzufuhr werden nur etwa zu 50 Prozent erfüllt. Wenn wir uns nur ein wenig auf unsere Atmung konzentrieren, profitiert nicht nur der Lymphkreislauf von ihren Leistungen, sondern auch alle Körperzellen: Jugendlicheres Aussehen der Haut, erhöhte Vitalität, weniger aufbrausende Gefühle und klarer Verstand sind die angenehmen Folgeerscheinungen.

Einige Atemübungen

Hier gibt es zwei sehr wirksame Techniken. Bei der ersten, der sogenannten Vollatmung, atmen Sie nach dem folgenden Schema: Einatmen und bis vier zählen, halten und bis vier zählen, ausatmen und bis vier zählen – und fertig ist der Atemzyklus. Dann wiederholen: ein 4, halten 4, aus 4. Steigern Sie sich auf zehn Zyklen.

Versuchen Sie, täglich zwei oder drei Sitzungen à zehn Atemzyklen zu absolvieren. Das Ganze am besten draußen an der frischen Luft. Wenn Sie dann mehr Übung in der Vollatmung haben, können Sie sie vielleicht in Ihr Body-Conditioner-Programm einarbeiten, zum Beispiel beim Gehen oder nach einem belebenden Schwimmtraining.

Beherrschen Sie erst einmal die 4-4-4-Vollatmung, können Sie sich auch an der noch vertiefteren Atmung 4-4-8 (4 einatmen, 4 halten, 8 ausatmen) und schließlich dem 4-8-12-Atemschema (4 einatmen, 8 halten, 12 ausatmen) üben.

Eine weitere Technik, die Sie in Ihr Programm aufnehmen können, ist dem Yoga entlehnt: die Reinigungsatmung. Sie ist der Vollatmung sehr ähnlich, nur daß die Ausatemphase um einiges bewußter und kräftiger ausfällt: Sie atmen tief durch die Nase ein und lassen die Luft nach und nach geräuschvoll durch die geschürzten Lippen wieder entweichen. Ziel ist hier, die Atemluft so gründlich wie möglich und tief aus dem Bauch heraus entströmen zu lassen und so möglichst viele Abfallprodukte in kurzen Atemstößen aus dem Körper auszustoßen.

Durch die Reinigungsatmung lernen Sie, den Ausatemprozeß bewußter wahrzunehmen, während Sie Ihre gesamte Atemkapazität verbessern und die Bauchmuskulatur kräftigen. Zu Beginn sollten Sie zumindest zehn reinigende Atemstöße pro Atemzug beherrschen. Atmen Sie dann einen Moment lang normal weiter, und wiederholen Sie den Atemzyklus dann ein paarmal. Nach einiger Zeit werden Sie es wahrscheinlich auf bis zu zwölf oder gar noch mehr reinigende Atemstöße pro Atemzug bringen. Versuchen Sie, diese Übung mindestens zweimal täglich auszuführen.

Die Techniken zur tiefen Atmung wirken wunderbar belebend und äußerst entspannend. Neben dem regulären Atemtraining können Sie die Voll- und / oder Reinigungsatmung auch anwenden, wann immer Sie sich schlapp oder aus dem Gleichgewicht gebracht fühlen.

Bei Anwendung dieser Atemtechniken gilt es nur einige wenige Dinge zu beachten. So sollten Sie sich niemals überanstrengen. Beginnen Sie mit einer kleinen Zahl, und steigern Sie sich langsam mit zunehmender Lungenkapazität. Lassen Sie's am Anfang langsam angehen. Genau wie beim Dehnen gilt es hier kein spezielles Ziel zu erreichen. Führen Sie die Übungen einfach nur ganz natürlich und ohne Anstrengung aus. Überschreiten Sie nie Ihre Grenzen.

Wirken Sie der Schwerkraft entgegen

Mit den Jahren fordert die Schwerkraft ihren Tribut; darunter leidet der gesamte Körper. Das trifft vor allem dann zu, wenn die Muskeln nicht in Topform gehalten wurden und deshalb der Schwerkraft nicht genügend Zugkraft entgegensetzen können. Wir haben inzwischen wohl alle festgestellt, daß wir mit der Zeit dicker, massiger und breiter werden, auch wenn wir dabei gar nicht zunehmen. Die Haut beginnt zu erschlaffen. Haben die Muskeln nicht genug Tonus, droht ihnen dasselbe Schicksal – und sie werden alles mit sich herabziehen.

Der beste Schutz gegen den unbarmherzigen Zug der Schwerkraft sind demnach gut entwickelte Muskeln mit dem richtigen Tonus, fest und kräftig. Die Body Shapers helfen, wenn regelmäßig angewandt, sicherlich, diesen Zustand zu erreichen. Und auch viele der Body Conditioners halten die Muskeln in Bestform.

Und schließlich gibt es noch ein paar Extras, die wir tun können, um der Schwerkraft entgegenzuwirken. Ein Schrägbrett etwa ist besonders wirksam, da es zum einen einfach zu handhaben ist und man zum anderen mit seiner Hilfe die Schwerkraft längere Zeit aufheben kann. Eine weitere gute Methode ist der Schulterstand: Sie liegen auf dem Rücken und ziehen die Knie an die Brust. Jetzt heben Sie das Becken vom Boden, indem Sie den Rücken mit den Händen abstützen, und strecken langsam die Beine.

Neben dem Schrägbrett gibt es noch weitere Hilfsmittel, um der Schwerkraft zu begegnen: Hängeschuhe und -tische. Beide sind recht wirksam, jedoch nicht für jedermann geeignet. Wollen Sie's mit einem von beiden versuchen, dann befolgen Sie unbedingt und aufs sorgfältigste die Anleitungen des Herstellers. Günstig wäre es auch, eine zweite Person in der Nähe zu haben, falls doch einmal Hilfestellung geleistet werden muß.

Indem Sie den Fluß von Blut und Lymphe im Körper in die

Gegenrichtung leiten, können sie die Versorgung der Zellen mit Nährstoffen verbessern und den Abtransport von Abfallprodukten beschleunigen. Die Sauerstoffversorgung des Gehirns wird so verbessert, was sich in klarerem Denkvermögen, besserer Gedächtnisleistung und einer größeren Gelassenheit niederschlägt. Erschlaffte oder prolabierte Organe können in ihre ursprüngliche Position zurückbefördert werden. Gesichtsfalten lassen sich so verringern und erschlaffte -konturen verbessern. Bessere Durchblutung bedeutet auch besserer Hauttonus, ein gesünder aussehender Teint und eine gesündere Kopfhaut. Und schließlich läßt sich so auch einer Wasserretention entgegenwirken. Insgesamt haben all diese verschiedenen Methoden eine bemerkenswert verjüngende Wirkung auf den Körper.

Das Schrägbrett

Diese klassische Methode der Schwerkraftaufhebung ist eine wirklich wunderbare Erfindung und noch dazu eine so einfache. Es heißt, ein viertelstündiges Ruhen auf dem Schrägbrett habe denselben Erholungseffekt wie eine Stunde Schlaf. Diese Methode eignet sich hervorragend, um sich nach einem langen Arbeitstag zu entspannen und zu erholen.

Die Schräglage unterstützt die tiefe Zwerchfellatmung ausgezeichnet. Um den maximalen Nutzeffekt zu erzielen, sollten Sie die Hände auf den Bauch legen und tief atmen, beim Ausatmen dabei leichten Druck ausüben. Und schließlich können Sie auch noch die Lymphzirkulation und -drainage mit dieser Technik verbessern.

Ideal wären zwei fünfzehnminütige Sitzungen täglich. Arbeiten Sie langsam auf dieses Ziel hin – immer nur ein paar Minuten auf einmal steigern. Und denken Sie auch daran, sich nur langsam wieder vom Schrägbrett zu erheben, damit Ihnen nicht schwindlig wird.

Kapitel 7
Hauttraining

Was Bürstungen und Massagen bewirken

Ebenso wie die Muskeln muß auch die Haut durch eine Art Training aktiv gehalten werden. In Europa hat diese Form der Hautpflege bereits seit Jahren Beachtung gefunden. Verschiedene Techniken, die in diesem Kapitel ausführlich vorgestellt und erläutert werden, haben eine ganz außerordentliche Wirkung nicht nur auf die Hautoberfläche, sondern auch auf das direkt darunter liegende Gewebe. Die traditionellen europäischen Techniken wie Hautbürstungen und Selbstmassage wirken, regelmäßig angewandt, mehr als nur kosmetisch. Sie wirken vielmehr ausgesprochen gesundheitsfördernd sowie vitalitäts- und fitneßsteigernd. So zielt denn auch unser gesamtes Hauttraining auf Effekte ab, die nicht allein auf die Hautoberfläche beschränkt bleiben.

Bürstungen und Massage können das Unterhautgewebe – Ausgangspunkt der Cellulite – in wunderbarer Weise beeinflussen. Ihre Haut wird wieder die strahlende Frische jugendlicher Vitalität annehmen, und das ist bei weitem nicht alles. Diese Methoden stimulieren die Mikrozirkulation, beschleunigen die Lymphdrainage, vermindern Aufgedunsenheit und glätten all die häßlichen Beulen und Dellen. Und Sie selbst werden dadurch um einiges verjüngt aussehen und sich auch so fühlen.

Indem wir die äußere Hautschicht stimulieren, können wir direkten Einfluß auf das Bindegewebe nehmen. Durch die Arbeit von außen beeinflussen wir das Innere. Dieses Vorgehen ist fester Bestandteil unserer Anti-Cellulite-Strategie und eine weitere Methode, unsere Körperfunktionen insgesamt zu verbessern. In Verbindung mit den richtigen Ernährungsgewohnhei-

ten, regelmäßiger körperlicher Betätigung und Streßbewältigung sind diese Techniken im Kampf gegen die Cellulite von
großer Schlagkraft.

Bürstungen und Massage bewirken eine Mehrdurchblutung
der Haut; der Hautstoffwechsel und damit der Abtransport von
Schlacken- und Giftstoffen aus Haut und Bindegewebe wird so
angeregt.

An dieser Stelle möchte ich mit einem allgemein verbreiteten
Irrglauben aufräumen: Hautbürstungen und Massage selbst können weder Gewichtsverlust herbeiführen noch gezielt Fett in
speziellen Bereichen verbrennen. Vielmehr fördern sie eine effi-
zientere Körperfunktion und unterstützen dadurch eine erwünschte Gewichtsreduktion. Funktioniert der Körper optimal,
werden alle Systeme reaktionsfähiger.

Ein paar Worte zur Haut

Die Haut ist unser größtes Organ überhaupt und auch größtes
Ausscheidungsorgan. Sie reinigt den Körper so effektiv von
Schlacken- und Schadstoffen, daß sie oft auch als unsere
«dritte Niere» bezeichnet wird. Ohne daß wir uns dessen bewußt werden und ohne es zu fühlen, scheiden wir täglich bis
zu einem Pfund Schlacken- und Schadstoffe über die Haut
aus, ein Großteil davon durch unmerkliches Transpirieren.

Hunderttausende wichtiger Schweißdrüsen dienen nicht
nur der Regulierung unserer Körpertemperatur, sondern
scheiden auch Verunreinigungen aus. Etwa zwei Millionen
Poren agieren als wahre Ausscheidungskanäle, die rund um
die Uhr mit der Entgiftung des Körpers beschäftigt sind. Sind
diese Poren verstopft, wird damit den anderen Ausscheidungsorganen eine große Last aufgebürdet.

Neben ihrer Aufgabe als größtes Reinigungsorgan hat die
Haut noch zahlreiche andere Funktionen. Sie atmet, indem

sie der Luft Sauerstoff entzieht und Kohlendioxid wieder abgibt. Sie kann bestimmte Vitamine, Mineralstoffe und Proteine, mit denen sie in Kontakt kommt, absorbieren, und sie produziert über einen komplizierten chemischen Prozeß das uns so unentbehrliche Vitamin D. Und ganz offensichtlich arbeitet sie auch als Barriere, um Knochen, Muskeln und Organe vor eindringenden Bakterien oder sonstigen schädlichen Substanzen zu schützen. Schließlich hält sie auch noch alles in einer hübschen Hülle zusammen und sorgt mit der Produktion von Talg für ihre eigene Pflege und Feuchtigkeit. Vitale, lebendige Haut ist durch nichts zu ersetzen.

Das weitverzweigte Kapillarnetz unter der Haut ist mit größeren Venen verbunden. Das höchste Lymphgefäßaufkommen findet sich in eben dieser Gewebsschicht. So hat die Pflege unserer Haut eine tiefgreifendere Wirkung, als auf den ersten Blick zu vermuten ist: Die Nutzeffekte und Konsequenzen reichen wesentlich weiter, als wir es uns zunächst vorstellen können.

Die gewissenhafte Anwendung dieser Methoden

● verbessert die Kapillardurchblutung. Eines unserer Ziele ist eine verbesserte Mikrozirkulation, und die Hautbürstung bewirkt dies, indem sie die Aktivität in diesen dünnen Gefäßen stimuliert;
● verbessert den Austausch zwischen den Zellen und der interstitiellen Flüssigkeit. Hierdurch wiederum wird der Prozeß der Zellernährung und -erneuerung stark angeregt;
● beschleunigt den Abtransport von zellulären Abfallprodukten aus den Zellzwischenräumen. Dies trägt wesentlich zum Abbau des Spannungszustands in der «inneren Umwelt» bei;
● verbessert den Lymphfluß. Die Lymphe fließt, wie Sie sich sicher erinnern werden, nur langsam und gegen die Schwer-

kraft an. Wir können hier ein wenig nachhelfen, indem wir ihren Fluß zu den Lymphknoten bzw. Filterstationen anregen – eine entscheidende Etappe im Kampf gegen die häßlichen Beulen und Dellen der Cellulite;

● unterstützt die Ausschwemmung überschüssigen Wassers aus dem Gewebe und vermindert damit die Neigung zu Aufgedunsensein und Aufgeblähtheit;

● beschleunigt die Gewebsheilung und -reparatur. Denken Sie immer daran, daß gesundes, festes Gewebe von effizienter Zellerneuerung und -reparatur abhängt;

● entspannt die Muskeln und reinigt sie von Abfall- und Giftstoffen. Voraussetzung für einen guten Muskeltonus sind gesunde Muskeln;

● macht das Bindegewebe elastischer und geschmeidiger. Kollagene und elastine Fasern, die die Haut stützen, werden ebenfalls schneller erneuert, womit einer vorzeitigen Hautalterung entgegengewirkt wird;

● unterstützt die Hautatmung, indem sie die Poren öffnet. Hierdurch wird ebenfalls die Funktionsfähigkeit anderer Organe verbessert, die nun einen Teil der Arbeit, die sie für die vormals verstopfte und verschlackte Haut haben übernehmen müssen, wieder abgeben können;

● verbessert die Hautqualität, indem sie die hormon- und fettproduzierenden Drüsen anregt;

● schützt den Körper vor Krankheit, indem sie das Lymphsystem verbessert – ein verbesserter Lymphfluß erhöht die körperliche Immunität. So klagen viele, die ihre Haut täglich bürsten, tatsächlich seltener über so häufige Beschwerden wie Kopfschmerzen, Erkältungen und Grippesymptome.

Trockenbürstenmassage richtig angewandt

Am besten nehmen Sie hierzu Bürsten mit Naturfasern und einen langen abnehmbaren Stiel (in Apotheken und Drogerien erhältlich).

Stehen Sie bequem, und stellen Sie einen Fuß auf den Badewannenrand oder auf das Bett. Beginnen Sie mit den Fußsohlen, indem Sie von den Zehen zur Ferse hin bürsten. Arbeiten Sie sich nun langsam nach oben vor: Waden, Oberschenkel, Gesäß. Widmen Sie dem Hautareal zwischen Knie und Taille besondere Aufmerksamkeit: Behandeln Sie die cellulitebefallenen Bereiche mehrmals, indem Sie abwechselnd in kreisenden und langen streichenden Bewegungen bürsten. Bürsten Sie stets von den Extremitäten zu den Lymphknoten in der Leiste und den Achselhöhlen. Gehen Sie nun zum Oberkörper über: Handinnenflächen sowie -rücken und Arme; streichen Sie hier immer zu den Achselhöhlen hin. Als nächstes folgen Schultern und Rücken (wahrscheinlich müssen Sie nun mit dem langen Stiel arbeiten), fahren Sie dann einmal um den Rumpf herum, und arbeiten Sie sich zum Bauch vor. Bürsten Sie hier, auf der ganz besonders empfindlichen Rumpfvorderseite, in sanften Bewegungen von der Brust abwärts zum Bauch. Enden Sie mit sanften kreisenden Bewegungen in der Bauch- und Leistengegend. Achten Sie darauf, daß Sie jeden Körperbereich einen Moment lang mit langen streichenden und/oder kreisenden Bewegungen bedenken.

Die Bürstung sollte fest und kräftig durchgeführt werden und nicht länger als drei bis fünf Minuten dauern.

Hier noch einige Tips zur Trockenbürstenmassage:

● Am besten bürsten Sie morgens oder abends vor dem Zubettgehen. Manche mögen es im Anschluß an ein heißes Voll- oder Duschbad oder nach einer Trockenreibung mit einem feuchten Schwamm.

- Je nachdem, wie empfindlich Ihre Haut ist, können Sie mit einer etwas weicheren Bürste beginnen (aber nicht zu weich) und später, wenn sich Ihre Haut an das Bürsten gewöhnt hat, auf härtere Borsten umsteigen.
- Legen Sie Wert auf Ihre eigene Bürste – denken Sie nur an Ihre Zahnbürste, die auch nur von Ihnen benutzt wird.
- Reinigen Sie Ihre Bürste alle paar Wochen mit einer milden Seife und Wasser. Lassen Sie sie ganz natürlich trocknen: in der Sonne oder einem warmen Raum.
- Lassen Sie bei der Bürstung gereizte Hautareale oder blaue Flecken aus.
- Bürsten Sie die Haut nicht, solange sie noch feucht oder naß ist. Arbeiten Sie immer nur mit trockener Bürste auf trockener Haut.

Selbstmassage richtig angewandt

Massage ist die natürliche Ergänzung zur Hautbürstung. Mit dieser Technik behandeln wir die von Cellulite befallenen Hautareale weiter, um ihren Tonus zu verbessern und das Bindegewebe zu glätten. Am einfachsten läßt sich die Selbstmassage beim Baden oder Duschen anwenden.

Arbeiten Sie mit Seifenwasser, damit Ihnen die tiefen Streichungen und Knetungen leichter von der Hand gehen. Auch Körperlotion erleichtert die Massage, und vielleicht wollen Sie ja auch die Massagegriffe nach dem Baden oder Duschen wiederholen, wenn Sie eine kühlende Hautcreme aufgetragen haben.

Stellen Sie ein Bein auf den Badewannenrand oder einen Stuhl, um die Muskeln zu entspannen. Wir arbeiten bei der Selbstmassage mit Knetungen und tiefen Streichungen. Arbeiten Sie immer von unten nach oben, von den Knien hoch zum Gesäß, indem Sie das gesamte Gebiet ein- bis zweimal behandeln. Heben und drücken Sie das Gewebe mit der gesamten Hand, so als ob Sie mit Modellier- oder Knetmasse arbeiteten. An den Oberschenkeln können Sie auch einen wringenden Massagegriff anwenden, indem Sie mit beiden Händen den betreffenden Bereich erfassen und die Hände dann in entgegengesetzte Richtungen drehen. Widmen Sie sich dem Gesäß und Oberschenkelansatz etwas intensiver, indem Sie mit beiden Händen gleichzeitig auf beiden Seiten arbeiten und knetende Bewegungen ausführen. Die gesamte Anwendung sollte nur ein paar Minuten dauern. Beenden Sie Ihre Massage stets mit tiefen Aufwärtsstreichungen.

Massage soll wohl tun und darf unter keinen Umständen Schmerzen oder gar Blutergüsse verursachen. Seien Sie aber auch nicht zu zurückhaltend – reines Streicheln bringt nicht viel. Der ausgeübte Druck sollte fest und bestimmt sein. Leiden Sie an Krampfadern oder Besenreisern oder ist Ihr Kreislauf ausgesprochen schlecht, sollten Sie die nötige Vorsicht walten lassen.

Bis Ihre Cellulite vollends beseitigt ist, sollten Sie die Selbstmassage vielleicht täglich einige Minuten anwenden. Später dann können Sie zu einer Art «Erhaltungsdosis» übergehen und müssen sich nur noch zweimal die Woche massieren.

Was ist von Anti-Cellulite-Cremes zu halten?

Verwenden Sie eine solche Creme nur, um damit die Massagebewegungen fließender zu machen oder die Haut zu pflegen und ihr Feuchtigkeit zu spenden, dann läßt sich dagegen nichts einwenden. Sehen Sie in solchen Produkten aber bitte kein Wundermittel. Sie allein lösen Ihr Problem bestimmt nicht. So raten seriöse Vertreiberfirmen auch strengstens dazu, ihr Produkt nur in Kombination mit einem vernünftigen Ernährungs- und Bewegungsprogramm einzusetzen. Wer anderes vorgibt, ist unseriös: Je größer die Versprechungen, desto geringer die Wahrscheinlichkeit, daß Ihnen damit geholfen wird. Denken Sie stets an meine einführenden Betrachtungen, in denen es so schön heißt, daß es bis dato keine Wunderkuren und -mittel gegen Cellulite gibt. Wirklich wirksam läßt sich Cellulite nur von innen heraus mit einem ganzheitlichen Behandlungsansatz bekämpfen. Und nach all dem, was Sie inzwischen gelesen haben, dürfte Ihnen das inzwischen auch plausibel erscheinen.

Weitere Tips zur Körpermassage

Es gibt noch andere, «natürlichere» Massagetechniken als die oben beschriebenen. So ist das Wasser beispielsweise, vor allem das für seine Heilkräfte seit Urzeiten bekannte Meerwasser, ein natürliches Massagemittel. Sie müssen jedoch nicht erst ans Meer fahren, um in den Genuß einer Hydromassage zu kommen.

Schwimmen bietet die beste Möglichkeit für eine kräftige Ganzkörper-Wassermassage. Wann immer sich Ihnen die Gelegenheit dazu bietet, sollten Sie sich die stimulierende Wirkung des Wassers zunutze machen. Bleiben Sie beispielsweise nach dem Schwimmen noch eine Weile im Wasser, um Ihre Hüften und Oberschenkel von der Wasserströmung massieren zu lassen. Dasselbe gilt für den Whirlpool – nehmen Sie einfach eine Position ein, in der Ihre cellulitegefährdeten bzw. -befallenen Bereiche optimal stimuliert werden, und beziehen Sie auch die Fußsohlen mit ein, um die Lymphzirkulation zu verbessern.

Im Meer können Sie die Vorzüge eines natürlichen Heilbads genießen. Das gehaltvolle Meerwasser schafft den Rahmen für eine wirklich belebende Massage – und eine der angenehmsten Formen der Hautreibung. Und Meeresalgen werden schon seit langem wegen ihrer Heilkräfte und positiven Wirkung auf die Cellulite hoch geschätzt. Setzen oder stellen Sie sich einfach an den Strand, und lassen Sie Ihren Unterkörper von den Wellen umspülen oder sich diese daran brechen. Rubbeln Sie Ihre Füße und Beine mit etwas Sand ab; Sie werden feststellen, daß Ihre Haut einen samtigen Schimmer annimmt.

Atmen Sie die Meeresluft wegen ihrer reinigenden Wirkung tief ein. Die Brandung, der Sand und die salzige Meerluft sind ausgezeichnete Hautpflegemittel. Wenn Sie den Sommer einmal an der See verbracht haben, werden Sie sicherlich wissen, wie wunderbar geschmeidig und glatt Ihre Haut wird. Ein Effekt, der eben nicht nur auf die Bräunung zurückzuführen ist, sondern auf den Seeaufenthalt insgesamt.

Luftbäder

Versuchen Sie, so oft wie möglich ein Luftbad zu nehmen. Es ist eine einfache und natürliche Methode, seine Haut in den vollen Genuß der zahllosen positiven Effekte des Sauerstoffs kommen zu lassen. Bei unserem heutigen modernen Lebensstil verbringen die meisten von uns zuviel Zeit in einer künstlich geschaffenen Umwelt mit trockener Heizungs- und Klimaanlagenluft. Vor allem aber hindert unsere Kleidung den Körper daran, richtig zu atmen. Eine ausreichende Sauerstoffversorgung der Haut ist jedoch ausgesprochen wichtig.

Wenn Sie Ihren Körper wann immer möglich nackt in der frischen Luft «baden», dankt Ihnen das die Haut mit einem besseren Tonus, einer zarteren Beschaffenheit und einer schöneren Tönung.

Tragen Sie zu Hause locker sitzende Kleidung aus Naturfasern. Überhaupt sollten Sie möglichst nur Kleidung aus Baumwolle, Seide, Leinen oder Wolle tragen. Diese Materialien sind hautsympathischer und unterstützen die Hautatmung. Naturfasern – im Gegensatz zu synthetischen Stoffen – verschaffen im Sommer die nötige Kühle und halten im Winter warm.

Vermeiden Sie Sonnenbäder

Wie Sie sicherlich mittlerweile auch wissen, sind längere Sonnenexpositionen eines der schädlichsten Dinge, die Sie Ihrer Haut antun können.

Auch wenn eine gewisse Bräune den meisten von uns gut steht, so wiegt dieser kleine kosmetische Vorteil doch nicht die vielen Gesundheitsgefahren auf. So kann eine übermäßige Sonnenexposition im schlimmsten Fall zu Hautkrebs führen, im günstigsten Fall durch Veränderung des Stützgewebes zu vorzeitiger Hautalterung. Und während die Bräune schon nach geraumer Zeit wieder verschwindet, begleiten Sie die so verursachten Hautschäden ein Leben lang.

Sofern Sie nur ein paar einfache Ratschläge befolgen, müssen Sie doch nicht ganz auf eine zarte und gesunde Tönung verzichten. Es reicht hier schon, wenn Sie Frischluft an möglichst viel nackte Haut lassen: Ziehen Sie, sobald es das Wetter erlaubt, T-Shirts oder Tops und Shorts an. Setzen Sie sich am Strand oder im Freibad immer unter einen Sonnenschirm bzw. in den Schatten. Sind Sie ein Segel- oder Ruderfan, tragen Sie stets die nötige Schutzkleidung, um sich vor Sonne und Wind zu schützen.

Und wenn Sie trotzdem auf ein Sonnenbad nicht verzichten wollen – was zweifelsohne ein sehr angenehmes und sinnliches Vergnügen ist –, dann versuchen Sie, sich dabei auf den frühen Morgen (vor zehn Uhr) und Spätnachmittag (nach siebzehn Uhr) zu beschränken. Und vor allem nie ohne gute Sonnencreme!

Tips für eine straffe, elastische Haut

Haut verändert sich im Lauf der Jahre. Und doch können wir einiges dazu beitragen, unserer Haut ihre jugendliche Elastizität, Geschmeidigkeit und ihren Glanz zu bewahren.

Im folgenden finden Sie einige Tips, wie Sie sich das erhalten können, was Sie bereits besitzen, und vielleicht einen Teil von dem zurückerlangen, was Ihnen verlorengegangen ist:

- Vermeiden Sie rapide Gewichtszu- und -abnahmen. Im Lauf der Jahre verliert die Haut ihre Fähigkeit, sich zu dehnen und wieder zusammenzuziehen. Wiederholte Blitzdiäten gehören mit zu den Hauptursachen der Cellulite. Der Preis, den Sie so für einen nur vorübergehenden Gewichtsverlust zu zahlen haben, ist zu hoch.
- Halten Sie Ihre Haut mit den in diesem Kapitel beschriebenen Methoden «aktiv». Regelmäßige Hautbürstungen und Selbstmassagen sorgen für eine frisch und jugendlich aussehende Haut.
- Treiben Sie regelmäßig Sport, denn davon profitiert auch Ihre Haut. So konnte in Studien gezeigt werden, daß regelmäßige körperliche Betätigung einen positiven Effekt auf Hautdicke und -elastizität hat.
- Führen Sie sich mehr Vitamin C über die Ernährung zu. Dieses Vitamin ist an der Kollagenbildung beteiligt.
- Versuchen Sie, ein gutes Fett-Muskelgewebe-Verhältnis zu erreichen. Wenn Sie sich Ihre Muskelmasse bewahren und gleichzeitig Körperfett abbauen, kann die Schwerkraft Ihrer Figur weniger anhaben.
- Gehen Sie sanft mit Ihrer Haut um. Unnötiges Zerren und Ziehen könnten irgendwann einmal negativ zu Buche schlagen. Dasselbe gilt natürlich für das Auftragen von Make-up, Gesichtscremes und -masken. Und beim Auftragen von Körperlotionen gleiten Sie bitte stets fest und doch sanft in gleichmäßigen Bewegungen von unten nach oben über die feuchte Haut.

Kapitel 8
Streßbewältigung und Visualisierung

Die Verbindung zwischen Körper und Geist

Der Geist hat grenzenlose Macht über unseren Körper. Könnten wir nur einen Bruchteil unserer geistigen Energie für uns nutzbar machen, wären wir alle zu wunderbaren Dingen fähig. Wären wir in der Lage, diese Energie bewußt und ganz gezielt für uns einzusetzen, könnten wir tatsächlich viele Aspekte unserer Gesundheit, Vitalität, Fitneß und auch unseres Aussehens kontrollieren. Das Beste daran: Dieses «könnte» muß keine reine Spekulation oder Wunschvorstellung bleiben, sondern ist durchaus praktisch umsetzbar.

Die Wissenschaft hat erst vor kurzem damit begonnen, diese doch so starke Verbindung zwischen dem, was wir denken, und den Gegebenheiten, die wir schaffen, zu untersuchen. Unser Körper, das wissen wir heute, hängt im wesentlichen von einer positiven Einstellung zu unserem Körper und unserem Leben insgesamt ab. In den vergangenen Jahren konnte die Theorie der Selbstheilungskräfte des Körpers vielfach anhand dramatischer Heilungen von lebensbedrohlichen Erkrankungen und schwächenden Behinderungen bestätigt werden.

Unser Ziel sollte sein, unsere physiologischen Vorgänge insgesamt zu verbessern. Ein Ziel, das sich zum Großteil mit Hilfe des Geistes erreichen läßt. Alles nimmt hier seinen Anfang. Jeder Aktionsplan, der praktisch umgesetzt wird, beginnt mit einer simplen Entscheidung. Dies ist der erste Schritt, mit einem Problem oder einer schlechten Angewohnheit fertig zu werden, und der erste Schritt hin zur Besserung – egal in welchem Bereich. Es ist dieser erste «Funke», der von der geistigen Energie gezündet wird, der praktisch allem, was wir dann in der Folge tun, Substanz und Gestalt verleiht. Dasselbe gilt natürlich auch für alles, was wir zur Verbesserung unseres Körpers unternehmen.

Wenn wir den Streß und die Belastungen unseres Alltags zu bewältigen lernen, können wir damit den schädlichen Einfluß, den Angst und Sorgen auf unseren Körper ausüben, verringern. Der Verschleiß, der an unserem Organismus nagt, wird damit signifikant reduziert, und der Teufelskreis «Streß erzeugt neuen Streß» durchbrochen. Indem wir erprobte Entspannungstechniken anwenden, können wir nicht nur Streß abbauen, sondern auch an Gelassenheit gewinnen, die sich dann auch positiv in unserem täglichen Leben niederschlägt. Die Visualisierung schließlich, eine Technik, die schon von Abertausenden von Menschen – darunter Weltklasseartisten und Spitzensportlern – angewandt wurde, hilft uns, unsere physische Realität mit unserer geistigen Vorstellungswelt in Einklang zu bringen.

Die in diesem Kapitel vorgestellten Techniken geben Ihnen in Ihrem Kampf gegen die Cellulite und um Ihre Traumfigur noch den letzten «Biß». Indem Sie Ihren Geist programmieren, werden die notwendigen Verhaltensweisen – richtige Ernährung, regelmäßige körperliche Betätigung und Hauttraining – zum festen und dazu noch angenehmen Bestandteil Ihres täglichen Lebens. Indem wir bestimmte Gedanken und Bilder in uns hervorrufen, werden auf diese, das werden Sie bald schon feststellen, automatisch Taten folgen. Resultate werden sich leichter und ohne die frustrierenden ewigen neuen Anläufe, mit denen wir häufig zu kämpfen haben, wenn wir ein neues Programm beginnen, einstellen.

Streß – der unsichtbare Feind

Streß ist ein unvermeidlicher Bestandteil unseres Lebens. Niemand kann sich völlig seinem Einfluß entziehen oder ist vor seiner potentiell schädlichen Wirkung sicher. Streß kann in das Leben eines jeden, auch des noch so privilegierten, eindringen und Chaos verursachen. Doch wenn er uns auch nervlich und körperlich an den Rand des Zusammenbruchs bringen kann, so hat er doch auch seine guten Seiten, indem er uns vor Herausforderungen stellt, auf die wir reagieren müssen. In welchem Umfang uns Streß aus dem Gleichgewicht bringt, hängt zum Großteil davon ab, wie wir Streß empfinden und darauf reagieren. Wie wir mit Streß, Angst und Sorgen umgehen, hat einen immens großen Einfluß auf unsere geistige und körperliche Gesundheit – und auch auf unsere Figur.

Unser Aussehen ist Spiegel unserer geistigen Gesundheit. Unabhängig davon, wie sorgfältig wir uns hegen und pflegen – wenn wir uns niedergeschlagen, antriebslos und depressiv fühlen, dann zeigen wir das auch nach außen. Körperliche Schönheit ist untrennbar mit geistigem Wohlbefinden verbunden: Zuversicht und Selbstvertrauen, Zufriedenheit und Ausgefülltsein sowie Lebensfreude geben selbst dem mittelmäßigsten Menschen eine positive Ausstrahlung.

Streß ist der hartnäckigste Widersacher unserer Gesundheit und unseres Aussehens. Und das nicht nur im akuten Stadium, sondern auch langfristig gesehen. Streßkontrolle bzw. -bewältigung ist von entscheidender Bedeutung für die Verbesserung der physiologischen Vorgänge und die Wiederherstellung der körperlichen Harmonie. Mit der Streßkontrolle verfolgen wir tatsächlich zwei Ziele: Zum einen wollen wir uns den Streß zum Verbündeten machen, indem wir seine Vorteile für uns zu nutzen lernen; zum anderen wollen wir seine potentiell schädliche Wirkung so gering wie möglich halten, wenn er uns zu überwältigen droht. Indem wir effektiv mit Streß umzugehen lernen, machen wir eine der wertvollsten Kräfte für uns nutzbar, die wir überhaupt besitzen.

Ein Leben ohne Streß wäre ziemlich langweilig. Jeder von uns braucht ein bestimmtes Quantum Streß, um bei der Stange zu bleiben. Hans Selye, der berühmte Streßforscher, nannte ihn die «Würze des Lebens» und identifizierte «optimale Streßlevels», die von Person zu Person unterschiedlich sind und eine Aussage darüber machen, ob eine bestimmte Belastung positive oder negative Auswirkungen hat. Es ist wichtig festzustellen, mit wieviel Streß Sie noch erfolgreich umgehen können, ob es sich bei dem Streß jeweils um positiven (Eustreß) oder negativen (Distreß) handelt. Und wichtig ist es auch, von vornherein zu verhindern, daß übermäßige Streßsituationen sich zu einem ernsthaften Problem auswachsen.

Sind unsere Reserven an Lebensenergie durch die «negative» Form von Streß erschöpft, werden wir anfällig für eine Vielzahl schädlicher Wirkungen, wie Bluthochdruck, chronische Erschöpfung, anhaltender Verschleiß sämtlicher Körpersysteme und vorzeitige Alterung. Daß wir uns vor diesen schwächenden und möglicherweise sogar tödlichen Folgen für unsere Gesundheit mit allen in unserer Macht stehenden Mitteln schützen müssen, liegt auf der Hand. Wie hektisch und fordernd unser Leben und unsere Arbeit auch sein mögen, wir dürfen den Streß nicht Oberhand über uns gewinnen lassen. Streßkontrolle läßt uns nicht nur ruhiger werden, sondern gibt uns auch das Gefühl, unser Leben wieder stärker selbst in die Hand zu nehmen.

Doch es sind nicht, wie die meisten von uns glauben, größere Lebenskrisen oder besonders starke Belastungen, die uns unter zu starken Streß bringen. Es sind vielmehr die immer wiederkehrenden kleineren Reibereien des ganz normalen Alltagslebens, die an unserer Psyche nagen und unseren Körper angreifen. Wenn Ärger, Sorgen, Frustrationen und Haß zu unseren ständigen Begleitern gehören, sind wir zu ewigem Streß verdammt. Und genau diese Stressoren – als solche bezeichnet sie

Selye – machen krank und öffnen der Depression Tür und Tor.
Mit diesen im verborgenen arbeitenden Gesundheitssaboteuren
– Verkehrsstau, geplatzte Verabredungen, umgestoßene Pläne,
Termine, ewig klingelnde Telefone etc. – umzugehen lernen ist
tatsächlich der Schlüssel zu einer besseren geistigen und körper-
lichen Verfassung.

Der Körper reagiert auf Streß, indem er bestimmte chemische
Stoffe, die Streßhormone, in den Blutstrom freisetzt. Blutdruck
und Blutzuckerspiegel steigen, die Blutgefäße ziehen sich in verschiedenen Bereichen zusammen und erweitern sich in anderen, und die meisten Verdauungsfunktionen erlahmen oder stellen ihre Arbeit völlig ein. All diese Veränderungen führen zu
dem uns allen bekannten Gefühl der erhöhten Reizbarkeit,
Kurzatmigkeit, zu Jähzorn, Spannungskopfschmerzen, plötz-
licher Müdigkeit und Magenbeschwerden.

Wenn sich dann die Streßsituation gelegt hat und der Alarm-
zustand aufgehoben wird, produzieren die Drüsen beruhigende
Hormone, die den Körper zum Normalzustand zurückkehren
lassen. Doch wiederholt sich dieser Zyklus immer wieder aufs
neue, stellt sich bei uns ein nervöser Erschöpfungszustand mit
ernsthaften gesundheitlichen Konsequenzen ein. Schätzungen
zufolge gehen über 75 Prozent aller Erkrankungen auf das Konto
von Streß. Und auch unser Aussehen leidet darunter: Chronische Überbelastung läßt tiefe Falten auf unserer Stirn entstehen
und uns blaß und vorzeitig gealtert aussehen – und beschert uns
eine Cellulite.

Streß und Cellulite

Alle Systeme des Körpers stehen miteinander in Verbindung.
Eine Störung in irgendeinem Bereich hat automatisch eine
wahre Kettenreaktion im gesamten Körper zur Folge. Das Ab-
laufmuster von Streß und Spannung – eine Hauptursache der

Cellulite – ist ein Paradebeispiel hierfür. Empfindliche Körpervorgänge werden durch Streß, Spannung, Sorgen und Angst ernsthaft gestört.

Fällt es den meisten Leuten auch noch leicht, schlechte Ernährungsgewohnheiten als mitverantwortlich für die Cellulite zu erkennen, so haben sie doch oft Mühe, denselben Zusammenhang mit Spannungen und Streß zu sehen. Wenn Sie angespannt, ängstlich oder besorgt sind, verändern sich alle wichtigen Körperfunktionen. Die Atmung wird flach, der Kreislauf schwächer, die Verdauung träge, die Ausscheidung ist gestört, und auch die Drüsenfunktionen sind beeinträchtigt. Alles zusammen bringt den Körper aus dem Gleichgewicht und bereitet der Cellulite den Boden.

Chronischer Streß zehrt an den Nebennieren. Während die meisten von uns wissen, daß diese Drüsen das Adrenalin, das «Kampf oder Flucht»-Hormon, produzieren, ist es eine weit weniger bekannte Tatsache, daß sie auch den Wasserhaushalt des Körpers regulieren. Und dieser Faktor ist bei der Entstehung der Cellulite von entscheidender Bedeutung. Eine instabile Nebennierenfunktion führt zu einem Ungleichgewicht in der Natrium-Kalium-Bilanz, da der empfindliche Mechanismus, der diesen Prozeß steuert, gestört ist. Die Folge: Die Natrium-Kalium-Pumpe kann nicht mehr richtig funktionieren. Und damit geraten wir in einen Teufelskreis: Überbelastete Nebennieren bewirken einen gestörten Mineralstoffhaushalt, der wiederum den Körper weiter unter Streß setzt. Führen Sie sich beispielsweise zuviel Salz zu, wird die Natriumretention im Körper noch größer sein als die Kaliumverarmung.

Indem er den Körper verschleißt, schafft Streß noch mehr Streß. Vielen Menschen ist Schlaflosigkeit etwas nur allzu Vertrautes, und ein Mangel an erfrischendem, erholsamem Schlaf führt zu Müdigkeit. Eine unzureichende Sauerstoffaufnahme durch unregelmäßige Atmung behindert den Zellstoffwechsel und verursacht ebenfalls Müdigkeit. Die Blutgefäße ziehen sich

zusammen und behindern damit den Blutstrom zu den Extremitäten. All diese Fehlfunktionen führen zu wiederum
größerem Streß, da der Körper immer anfälliger wird.

Sind unsere sämtlichen Körperfunktionen durch diesen
Teufelskreis aus «Streß produziert Streß» aus dem Gleichgewicht
geraten, kommt es zu empfindlichen Veränderungen der chemischen Körperprozesse. Dies natürlich führt direkt zu Störungen
in unserer inneren Umwelt, was wiederum die Entwicklung
einer Cellulite fördert.

Tips zur Streßvermeidung

Jeder von uns hat ein einzigartiges, individuelles Streßprofil.
Manche sind ungewöhnlich anfällig für zwischenmenschliche
Beziehungsprobleme – ob im Familien-, Freundes- oder Kollegenkreis – und häufig zwischen Schuldgefühlen und Ärger und
den oft daraus erwachsenden Konflikten hin- und hergerissen.
Andere schlagen sich dagegen mit finanziellen Sorgen, beruflichen Enttäuschungen und gesellschaftlichem Druck herum. An
anderen wiederum nagen Versagensängste oder unsagbare
Langeweile. All diese Probleme sind Bestandteil des Streßsyndroms.

Damit wir den Streß kontrollieren und nicht von ihm kontrolliert werden, müssen wir zunächst einmal positive Stressoren
von negativen unterscheiden. Die positive Streßform entsteht
aus Situationen, die wir als Herausforderung oder Aufgabe empfinden. Diese Form der Stimulation kann Ihre Neugier wecken
und Ihr Pflichtgefühl anstacheln. Und Sie können tatsächlich
eine größere Kontrolle über Ihr Leben erlangen, wenn Sie solche Herausforderungen annehmen. Negativer Streß dagegen
verschlimmert im allgemeinen Gefühle der Frustration, Entfremdung und Hilflosigkeit.

In den Griff bekommen und durch bestimmte Verhaltenswei

sen abbauen müssen wir diese letzte, die negative Streßform. Betrachten Sie die folgenden Empfehlungen als Richtlinien zur Streßbewältigung und zum Streßabbau in Ihrem Leben:

● Was für Sie gut ist und was nicht, können Sie nur durch Erfahrung lernen. Lernen Sie, aus Ihrem eigenen Erfahrungsschatz heraus zu bestimmen, was Sie an einer gegebenen Situation ändern können. Manchmal, wenn sich an einer ganzen Kette eintretender Stressoren nichts ändern läßt, ist es das beste, kurz Abstand zu nehmen und die eigene Position neu zu überdenken.

● Kompensieren Sie die negativen Auswirkungen von Streß mit mehr körperlicher Betätigung.

Streß ist oftmals eine ausgesprochen physische Reaktion, der sich am besten mit intensiver und ausdauernder körperlicher Aktivität begegnen läßt. Setzen Sie Ihre Nervenenergie auf diese Art und Weise frei, bewirken Sie gleich mehrerlei. Der Körper wird durch diese Form des produktiven Sich-Luft-Machens anstelle von Zornesausbrüchen, die in der Regel eine gewisse Eigendynamik entwickeln und alles andere als produktiv sind, schneller zu seinem Normalzustand zurückfinden. Und Sie werden so Ihre Vitalität steigern, was Ihnen die Kraft gibt, mit den eigentlichen Streßursachen besser fertig zu werden. Eine aerobische Bewegungsform wie Schwimmen oder Radfahren hält zudem Herz und Kreislauf in Schwung. Eine langsamere Form der Bewegung, die auf Dehnübungen aufbaut, wie Yoga oder Tai Chi, lassen Sie ruhiger werden und geben Ihnen das Gefühl, Ihren Mittelpunkt gefunden zu haben.

● Vermeiden Sie jeden zusätzlichen Streß. Koffein, Alkohol, Zigaretten und Tranquilizer haben eines gemeinsam: Sie alle sind falsche Freunde im Kampf gegen den Streß, weil sie diesen nur noch verstärken, indem sie das Nervensystem beeinflussen.

- Versuchen Sie, für sich selbst Raum und Zeit zu schaffen. Bei unserer heutigen hektischen Lebensweise mag sich dies als extravaganter Luxus ausnehmen, ist aber unerläßlich für Ihr Wohlbefinden. Reservieren Sie jeden Tag ein wenig Zeit für Ihre persönlichen Bedürfnisse. Nutzen Sie diese Zeit, um zu lesen, nachzudenken, zu entspannen, Musik zu hören oder ein Nickerchen zu machen.

- Planen Sie Ihre Zeit vernünftig. Manchen Leuten hilft es, sich Listen für die Tages- oder Wochenplanung zu machen. Das bedeutet aber nicht, daß Sie sich streng an einen starren Plan halten müssen. Indem Sie Prioritäten setzen und Aufgaben produktiver erledigen, werden Sie mehr Freizeit gewinnen.

- Versuchen Sie, immer eins nach dem anderen zu erledigen. Niemand hat etwas von einem sinnlosen Aktivitätsschub. Scheint eine Aufgabe fast nicht bewältigbar zu sein, versuchen Sie, sie in einzelne Schritte und Etappen aufzuteilen. Indem Sie sich immer nur auf einen Arbeitsschritt konzentrieren, werden Sie Ihre Aufgaben schneller und müheloser bewältigen. Sie werden viel effizienter arbeiten können, wenn Sie sich von dem schrecklichen Gefühl, überfordert zu sein, freimachen.

- Essen Sie nicht, wenn Sie unter Druck stehen. Da Ärger und sonstige heftige Gefühlsausbrüche die Verdauung hemmen, macht Essen in einer solchen Situation alles nur noch schlimmer – die Nährstoffe bleiben ungenutzt, statt dessen werden sich Verdauungsstörungen und Magenschmerzen einstellen. Für die besonders gefährdeten sogenannten Streßesser gilt: Warten Sie ab, bis Sie sich wieder beruhigt haben; danach können Sie in Ruhe, entspannt und mit Genuß essen.

- Versuchen Sie stets, genügend Schlaf zu bekommen. Das ist unerläßlich, damit Ihr Körper seiner Aufgabe der Reparatur, Erneuerung sowie Erholung gerecht werden kann und wieder zu neuen Kräften gelangt. Wenn Sie sich schlafen legen, versuchen Sie ganz bewußt, Gefühle wie Ärger, Furcht, Angst und Sorgen auszuschalten; mit etwas Übung wird Ihnen das gelingen. Achten Sie darauf, daß Ihr Schlafzimmer angenehm kühl (am besten Frischluft), dunkel und ruhig ist.

• Seien Sie optimistisch. Eine positive Geisteshaltung läßt Sie selbst in den schwierigsten Situationen einen kühlen Kopf und klaren Verstand bewahren. Vernünftige Entscheidungen werden Ihnen somit leichter fallen. Wenn Sie sich Ziele setzen und Zukunftsprojekte haben, lassen Sie sich weniger durch Probleme ablenken.

Entspannungstechniken

Streß und Entspannung sind zwei Kontrapunkte. Es gibt Zeiten, in denen wir alle das Bedürfnis haben, den Streß nach Belieben auszuschalten und statt dessen in einen Zustand tiefer und stärkender Gelassenheit zu treten. Und das ist kein Luxus, sondern vielmehr ein absolutes Muß, wenn wir die Streßfolgen wirklich vermeiden wollen. Der Nutzen, den wir aus den Entspannungstechniken ziehen, bleibt nicht auf den kurzen Zeitraum ihrer praktischen Anwendung beschränkt, sondern wirkt wesentlich nachhaltiger.

Regelmäßig ein- oder zweimal am Tag angewandt, befähigen uns diese simplen Entspannungstechniken dazu, Lebensenergiereserven aufzubauen. Jeden Tag nur ein paar Minuten systematischer Entspannung, und Sie werden feststellen, daß Sie weitaus weniger gereizt sind, sich wesentlich weniger ärgern und provozieren lassen, Ihre Frustrationsschwelle nicht mehr so niedrig angesiedelt ist und Sie sehr viel seltener Opfer eines allgemeinen Panikgefühls werden. Sie werden mit Freuden feststellen, daß Sie Krisen und Druck viel besser bewältigen und überhaupt für die kräftezehrenden Reibereien des täglichen Lebens besser gewappnet sind. Insgesamt werden Sie an Gelassenheit gewinnen und Angstgefühle immer besser abschütteln können.

Entspannung ist eine unerläßliche Vorstufe zur Visualisierung. Vergessen Sie aber nie, daß Sie Entspannung nicht erzwingen können, sondern sich diesem Zustand einfach hingeben müssen. Sie können die drei nachfolgend beschriebenen Techniken erst ein paarmal zusammen ausprobieren, bevor Sie sich letztlich für eine, die Sie dann täglich anwenden, entscheiden. Vielleicht kommen Sie aber auch am besten mit einer Kombination zurecht. Äußerst wichtig ist es, daß Sie sich nicht darum sorgen, ob Sie auch wirklich alles richtig machen. Versuchen Sie, eine passive Haltung anzunehmen. Beginnen Ihre Gedanken abzuschweifen, holen Sie sie wieder zurück und fahren fort. Lassen Sie sich ganz natürlich in die Entspannung fallen.

Die Entspannungsantwort

Diese von Herbert Benson, Kardiologe an der Harvard University School of Medicine, entwickelte simple mentale Übung versetzt Sie innerhalb weniger Minuten in einen entspannten und doch höchst energiegeladenen Zustand.

Technik • Setzen Sie sich an einem ungestörten, ruhigen Ort auf einen Stuhl. Schließen Sie die Augen. «Wärmen Sie sich auf», indem Sie sich darauf konzentrieren, aus all Ihren Muskeln Spannung freizusetzen: Beginnen Sie mit den Füßen, und wandern Sie zum Gesicht hoch. Fühlen Sie, wie Sie schlaff und locker werden. Atmen Sie langsam und natürlich. Nehmen Sie beim Einatmen durch die Nase ganz bewußt wahr, wie die Luft in Ihren Körper eindringt. Sprechen Sie beim Ausatmen ein beliebiges Wort wie «eins» still vor sich hin. Hier also die Technik: Einatmen… ausatmen… «eins». Fahren Sie in dieser Form etwa zehn Minuten fort. Öffnen Sie dann langsam die Augen, und bleiben Sie noch ein, zwei Minuten still sitzen, bevor Sie sich erheben.

Diese äußerst wirksame Technik läßt sich jederzeit in Ihren Alltag einbauen. Viele wenden sie auf dem Nachhauseweg im Bus oder Zug an, außerdem ist es die ideale Entspannungsübung für den Schreibtisch. Sie werden sich auffallend regeneriert fühlen, wenn Sie aus dem Zustand der Entspannung wiederauftauchen – bereit, mit allen Anforderungen des Tages fertig zu werden.

Klassische Entspannungsmethode

Diese Methode zur Totalentspannung von Körper und Geist wird bereits seit vielen Jahren mit eindrucksvollen Ergebnissen angewandt. Ebenso wie die Entspannungsantwort kann sie praktiziert werden, wann immer Sie das Gefühl haben, die Spannung von sich abfallen lassen und einen Zustand der Gelassenheit und Ruhe erlangen zu müssen.

Technik • Legen Sie sich auf einer festen Unterlage wie Teppichboden oder Trainingsmatte auf den Rücken. Schließen Sie die Augen. Legen Sie Ihre gestreckten Arme längs an die Körperseiten, die Hände halb geöffnet. Ihre Beine sind leicht geöffnet, die Zehen zeigen nach außen.

Konzentrieren Sie sich zunächst auf Ihre Zehen, und versuchen Sie, sie zu «fühlen», ohne sie dabei zu bewegen. Befehlen Sie ihnen zu entspannen. Fahren Sie als nächstes mit Ihren Füßen, dann mit den Knöcheln fort. Genießen Sie das Gefühl der Schlaffheit. Arbeiten Sie sich in dieser Form langsam den gesamten Körper empor: Beine, Knie, Oberschenkel, Bauch, Gesäß, Rücken, Brust, Hände, Arme, Schultern, Nacken und schließlich das Gesicht: Mund, Augen, Stirn. Ein Körperteil nach dem anderen wird sich schlaff und schwer anfühlen. Während Sie das Gefühl der Schwere auskosten, versuchen Sie, Ihren Geist von allem Überflüssigen zu befreien und nur noch ein absolutes Minimum an Gedanken zuzulassen. Konzentrieren Sie sich auf etwas Angenehmes, während Sie langsam und tief atmen. Nach wenigen Minuten schon werden Sie in einen wonnigen Zustand der totalen Entspannung versunken sein.

Autogenes Training

Diese 1932 von dem deutschen Psychotherapeuten Johannes Schultz entwickelte Technik ist sicherlich eine der angenehmsten und befriedigendsten Methoden, den Körper mit Hilfe der Suggestion zu beeinflussen.

Das autogene Training lehrt eine Form der «passiven Konzentration», mit deren Hilfe sich Geist und Körper in einen harmonischeren Zustand versetzen können. Diese Technik ist für unsere Belange besonders geeignet, da sie direkt auf eine Verbesserung der Körperfunktionen abzielt.

Nach einer zehnminütigen Sitzung werden Sie sich äußerst ruhig und wunderbar erfrischt fühlen. Je regelmäßiger Sie diese Übungen absolvieren, desto leichter werden Sie das gewünschte Ergebnis erzielen.

Anfangs sollten Sie nur die erste Übung, und die etwa eine Minute lang, durchführen. Nach ein paar Tagen nehmen Sie dann die zweite Übung hinzu. Fahren Sie in der Form fort, bis Sie alle sechs Übungen, eine nach der anderen, in Ihr Programm aufgenommen haben. Ideal wäre es, Sie könnten das erwünschte Gefühl produzieren, bevor Sie die jeweils nächste Übung dazunehmen. Beherrschen Sie die Technik erst einmal, werden Sie sich innerhalb von Minuten – an jedem Ort, zu jeder Zeit und unter allen Umständen – in den entspannten und aufmerksamen autogenen Zustand versetzen können. Autogenes Training ist die ideale Vorbereitung für die folgenden Visualisierungsübungen, da sie die Aufnahmefähigkeit für Bilder und Suggestionen steigert.

Technik • Suchen Sie sich ein ruhiges, ungestörtes Plätzchen. Setzen Sie sich auf einen bequemen Stuhl mit guter Rückenstütze, oder legen Sie sich mit am Körper liegenden Armen auf Bett oder Teppich. Wenn Sie sitzen, dann stellen Sie die Füße leicht gegrätscht auf den Boden, der Rücken ist gerade, die Arme liegen entspannt in Ihrem Schoß oder an Ihren Seiten. Ihre Augen sind während der gesamten Sitzung geschlossen. Entspannen ist hier der Schlüssel zum Erfolg – je weniger Sie erzwingen, desto besser.

Das autogene Training besteht aus sechs kurzen Sätzen, die stumm wiederholt werden. Sie müssen sich ganz auf diese Sätze konzentrieren, damit sie ihre volle Wirkung auf den Körper entwickeln können. Atmen Sie zur Vorbereitung ein paarmal tief und langsam durch. Versuchen Sie, doppelt so lange aus- wie einzuatmen. Zählen Sie beim Einatmen bis drei, beim Ausatmen bis sechs. Wenn Sie das vier-, fünfmal wiederholt haben, sind Sie soweit und können beginnen.

1. Übung: Die Schwereübung ● Hier lernen Sie, ein Gefühl der Schwere in Ihren Armen und Beinen hervorzurufen, um damit Entspannung herbeizuführen. Beginnen Sie mit dem rechten Arm, wenn Sie Rechtshänder sind (linker Arm bei Linkshändern). Sagen Sie sich selbst:

Mein rechter Arm ist ganz schwer (sechsmal). Ich bin ganz ruhig (einmal). Mein rechter Arm ist ganz schwer (sechsmal).

Das Schweregefühl breitet sich möglicherweise auch auf die anderen Extremitäten aus. Doch zu irgendeinem Zeitpunkt können Sie dennoch hinzufügen: «Meine Arme und Beine sind ganz schwer.»

2. Übung: Wärmeerlebnis ● Diese Übung funktioniert ähnlich wie die erste, nur daß Sie sich hier auf ein Gefühl der Wärme in den Gliedmaßen konzentrieren. Sie steigert die Oberflächendurchblutung, während sie die Blutgefäße und Kapillaren entspannt. Sagen Sie: Mein rechter Arm ist ganz warm (sechsmal). Ich bin ganz ruhig (einmal). Mein rechter Arm ist ganz warm.

3. Übung: Die Herzregulierung • Diese Übung kontrolliert den Herzschlag. Wiederholen Sie: Mein Herz schlägt ganz ruhig und regelmäßig (sechsmal). Ich bin ganz ruhig (einmal). Mein Herz schlägt ganz ruhig und regelmäßig (sechsmal).

4. Übung: Die Atemeinstellung • Diese Übung fördert eine langsame, tiefe Atmung. Wiederholen Sie: Meine Atmung ist ganz ruhig und regelmäßig (sechsmal).

5. Übung: Regulierung der Bauchorgane • Diese Übung beruhigt das Zentralnervensystem, verbessert die Muskelentspannung und die Durchblutung in der Leibesmitte. Sagen Sie: Mein Sonnengeflecht ist strömend warm (sechsmal).

6. Übung: Einstellung des Kopfgebiets • Diese letzte Übung hat eine allgemein beruhigende Wirkung. Sagen Sie: Meine Stirn ist angenehm kühl (sechsmal).

Wenn Sie aus Ihrer Sitzung wiederauftauchen, beugen Sie die Arme, nehmen Sie einen tiefen Atemzug, und öffnen Sie die Augen. Hören Sie nie abrupt auf.

Tips • Es ist wichtig, die einzelnen Formeln Wort für Wort, aber nicht automatisch zu wiederholen. Sprechen Sie sie sorgsam, mit Bedacht und Gefühl aus, so daß sie tief in Ihr Bewußtsein eindringen. Sie können die einzelnen Suggestionen auch mit Bildern verknüpfen.

Die Schwereübung bzw. das Wärmeerlebnis versetzt einen oft in einen zutiefst angenehmen und schläfrigen Zustand – das beste Indiz dafür, daß sie richtig ausgeführt wurden. Trotzdem ist es ja nun nicht Ihre Absicht einzuschlafen. Wenn Sie dazu neigen, bei dieser Form der tiefen Konzentration einzudösen, dann sollten Sie sie lieber im Sitzen statt im Liegen ausüben. Wenn Ihre Gedanken abschweifen, werden Sie nicht ungeduldig. Ver-

224 • Das Anti-Cellulite-Programm

suchen Sie, sich wieder auf die Formel zu konzentrieren. Tiefe und völlige Konzentration ist der Schlüssel zur erfolgreichen Beherrschung des autogenen Trainings. Wenn Sie also feststellen, daß Sie sich nicht konzentrieren können, dann brechen Sie lieber ab und versuchen es zu einem späteren Zeitpunkt wieder.

Sprechen Sie beim Wiederholen der einzelnen Formeln in angemessenem Tonfall zu sich selbst, während sich die verschiedenen Empfindungen einstellen. Bei regelmäßiger Anwendung werden Sie feststellen, daß die einzelnen Empfindungen spontaner eintreten. Mit zunehmender Erfahrung können Sie die Formeln vereinfachen und abkürzen. So werden im fortgeschrittenen Übungsstadium allein schon die Schlüsselwörter – schwer, warm und ruhig – die gewünschten Empfindungen in Sekundenschnelle auslösen.

Visualisieren

Visualisieren ist eine natürliche Begabung. Wir alle geben uns relativ regelmäßig dem Visualisieren hin, auch wenn wir dies mit anderen Namen belegen wie Tagträumen oder Phantasieren. Der Mensch ist ein hochgradig visuelles Wesen. Sogar unsere Sprache ist voller Ausdrücke wie «Mal dir das nur aus», «Sieh mal, was ich meine» und «Stell dir das nur bildhaft vor» oder «Es sieht so aus, daß». Und wir alle neigen dazu, die Wirklichkeit durch das geistige Auge wahrzunehmen.

Die Bedeutung des Visualisierens, auch geistige Imagination genannt, gilt heute als anerkannt und wurde bereits in zahlreichen Studien belegt. Heute bedient man sich des Visualisierens in vielen Bereichen, angefangen bei der Gesundheitsförderung, Schmerzkontrolle und Heilung von Erkrankungen einschließlich Krebs bis hin zur strategischen Planung, Problemlösung und Leistungssteigerung, um nur einige zu nennen. Und auch im Sport ist es schon zum festen Trainingsbestandteil geworden.

Wir können unsere Körperfunktionen ziemlich effektiv mit Hilfe der geistigen Vorstellungskraft beeinflussen, da der Geist über das autonome Nervensystem mit jeder Körperzelle verbunden ist. Dieses autonome Nervensystem kontrolliert die meisten unserer unwillkürlichen Körperfunktionen, wie Blutdruck, Herzfrequenz, Verdauung und die Enzym- und Hormonproduktion. Mit Hilfe der geleiteten Imagination können wir auch das autonome Nervensystem beeinflussen. Durch Anwendung effektiver Visualisierungstechniken können wir den gesamten Organismus zur natürlichen Harmonie zurückführen. Verdauung, Kreislauf, Lymphfluß, Zellerneuerung und vieles andere mehr lassen sich mit Hilfe konsequenter Imagination signifikant verbessern.

Die Imagination hat nichts Magisches oder Mystisches an sich. Bevor man irgend etwas praktisch durchführt, wird es zunächst vom Geist geschaffen und genährt. Künstler, Schauspieler, Erfinder, Architekten und Geschäftsleute arbeiten ganz instinktiv mit der Visualisierung. Wir alle tun dies in gewissem Maß, wenn wir zum Beispiel eine Modezeitschrift durchblättern und uns vorstellen, wie wir wohl mit diesem Outfit oder jener Frisur aussehen würden. Wir visualisieren ebenfalls, wenn wir ein zurückliegendes Treffen, eine Besprechung vor unserem geistigen Auge Revue passieren lassen. Dasselbe tun wir auch mit unserer Inneneinrichtung, wenn wir uns vorstellen, wie der Raum wohl aussieht, wenn die Möbel umgestellt sind.

Effektive Visualisierung erfordert Motivation, Entspannung und Konzentration. Motivation gibt den Antrieb, unsere Bemühungen aufrechtzuerhalten. Entspannung ist nötig, um alle Ablenkungen auszuschalten und uns in einen Zustand äußerster Gelassenheit und Aufnahmebereitschaft zu versetzen. Und mit Hilfe der Konzentration lassen wir Bilder in unserem Geist entstehen, die dieser wiederum an den Körper weiterleitet.

Etwa ein Neunzehntel unseres Geistes ist dem Bewußtsein entzogen. Bei der Visualisierung kommunizieren wir über eine

höchst symbolische Bilder«sprache» direkt mit dem Unter-
bewußtsein. Durch dieses Vorgehen umgehen wir den analy-
tischen und kritischen Prozeß des bewußten Denkens. Wenn
wir mit Hilfe der Imagination in das Unterbewußte eindringen,
werden die «Bilder» über die Schaltwege des autonomen Ner-
vensystems weitergeleitet. Auf diese Weise können wir die verschiedenen Körpersysteme so programmieren, daß sie besser
und effizienter funktionieren.

Visualisierung und Suggestion sind höchst wirksame Methoden, um auf den Körper Einfluß zu nehmen. Natürlich werden
auch damit Pfunde nicht auf mysteriöse Art und Weise dahin-
schmelzen oder Hautdellen sich einfach in Luft auflösen. Und
doch sorgt der Visualisierungsprozeß für eine Verstärkung der
Verhaltensmuster, die nötig sind, um eine glatte und straffe Figur
zu bekommen. Richtige Ernährung und regelmäßige körperliche Betätigung fallen uns wesentlich leichter, wenn unser Ver-
halten auch mit Hilfe des Unterbewußtseins gelenkt wird. Die
klare gedankliche Vorgabe, die wir durch die Imagination erhalten, läßt uns Versuchungen besser widerstehen, an guten Gewohnheiten unbeirrter festhalten und unsere Ziele hartnäckiger
verfolgen.

Die Kraft, die uns aus der Visualisierung erwächst, ist enorm
und grenzenlos. Jeder von uns hat schon einmal davon gehört,
daß Yogis und Ausübende asiatischer Kampfsportarten über die
Kontrolle subtiler Körperenergien wahre Glanzleistungen voll-
bringen können. In der orientalischen Welt ist dieses Prinzip der
Energie bereits seit ewigen Zeiten bekannt und trägt mehrere
Namen. Die Chinesen nennen es chi, die Japaner ki. Prana und
kundalini sind zwei indische Bezeichnungen dafür. In unserer
westlichen Kultur sprechen wir hier gewöhnlich von «Lebens-
kraft» oder «vitaler oder Lebensenergie».

Bei der Visualisierung gilt es ein paar Dinge zu beachten:

- Bilder lassen sich nicht erzwingen. Erlauben Sie ihnen, sich natürlich und spontan einzustellen. Genau wie Tagträumerei sollte dies eine äußerst angenehme und ausgesprochen individuelle Erfahrung sein.

- Visualisieren Sie sich selbst immer in der Gegenwart. Sehen Sie sich in Ihrer Wunschform. Dies ist eine Methode der Selbstmotivation und nicht etwa des Selbstbetrugs. Wenn Sie sich sich selbst nämlich so vorstellen, wie Sie gern wären, geben Sie sich damit selbst eine Richtung vor und positive Bestärkung.

- Sie müssen die Übungen nicht buchstabengetreu ausführen. Es besteht also keine Notwendigkeit, sie auswendig zu lernen, so wie sie hier stehen. Da die Visualisierung ein äußerst kreativer Prozeß ist, können Sie sich selbst etwas einfallen lassen, um die Übungen Ihren Bedürfnissen anzupassen.

- Visualisieren Sie in so lebendigen und konkreten Bildern wie nur möglich. Entspannt- und Konzentriertsein verhilft Ihnen zu einer ungemeinen Kraft, so daß Gewebsreparatur und -heilung sowie Gesundheitsförderung ihren Lauf nehmen können.

- Verlieren Sie nie das Hauptziel aus den Augen: eine verbesserte Gewebsphysiologie durch Auflösung des Stauungszustands oder der Gewebsverschlackung bei Cellulite; Verbesserung von Gewebefunktion und Stoffwechselaktivität auf Zellniveau, Zellernährung und Lymphdrainage; Beschleunigung bzw. Förderung der Zellerneuerung, damit geschädigtes Gewebe durch neues, gesundes ersetzt werden kann, mit einem Wort: verbesserte Funktionsfähigkeit und damit Leistungssteigerung des Körpers.

- Denken Sie immer daran, daß die Visualisierung Maßnahmen zu Ernährungsumstellung und Körperertüchtigung nicht ersetzen kann. Vielmehr soll sie zur Ergänzung und Bestärkung gemeinsam mit dem restlichen Programm angewandt werden, ebenso wie sie in der Medizin zusammen mit den traditionelleren Methoden eingesetzt wird.

Visualisierungstechniken

Die Visualisierungstechnik selbst ist im Grunde relativ belanglos. Die folgenden Vorschläge können Sie je nach eigener Vorstellungskraft und Kreativität abwandeln. Probieren Sie alle aus, und stellen Sie fest, welche bei Ihnen am besten funktioniert.

Schritt eins ● Arbeiten Sie mit dem autogenen Training oder einer anderen Entspannungsmethode Ihrer Wahl, um einen angenehmen Zustand der Aufnahmefähigkeit zu erlangen.

Schritt zwei ● Sobald Sie völlig entspannt sind, beginnen Sie, die Teile Ihres Körpers, die Sie verändern wollen, klar und ganz konkret zu visualisieren. Lassen Sie dieses Bild vor Ihrem geistigen Auge erscheinen, und halten Sie es fest. Sie können dies entweder auf eine realistisch/anatomische oder eine symbolische Art und Weise tun. Zur Darstellung der Cellulite können Sie sich beispielsweise einen Zellklumpen, der in einer starren, zementähnlichen Struktur, dem «Kleber» bzw. der Grundsubstanz, feststeckt, vorstellen.

Schritt drei ● Sehen Sie nun, wie sich der «Kleber» zu lockern, aufzulösen beginnt, wie er immer flüssiger wird. Stellen Sie sich nun bildhaft vor, wie der Bereich immer «aktiver» wird: Sie sehen Bewegung, einen Austausch zwischen Zellen und sie umgebender Flüssigkeit. Malen Sie sich jetzt aus, wie die Flüssigkeit bzw. die mit lose herumschwimmenden Substanzen durchsetzte Lymphe, Schlacken- und Stoffwechselprodukte in Richtung Bauchraum abgeleitet und durch die Ausscheidungskanäle ausgeschwemmt werden.

Schritt vier ● Sehen Sie, wie der Körperbereich immer gesünder, reiner, klarer und geschmeidiger wird. Ist überschüssiges Fett vorhanden, sehen Sie, wie die Fettzellen immer kleiner werden. Sehen Sie, wie der gesamte Bereich fester, schlanker, glatter und geschmeidiger wird. Sehen Sie, wie alle Beulen und Dellen geglättet werden. Fühlen Sie, wie Ihre Haut sich straff über die glatten Konturen zieht.

Schritt fünf ● Sehen Sie sich nun selbst mit Ihrer Wunschfigur: schlank, fest, geschmeidig und biegsam. Sehen Sie sich selbst vor Gesundheit, Vitalität und Energie nur so strotzen. Erkennen Sie, daß all dies genau jetzt passiert, da Sie sich konzentrieren. Saugen Sie das Glücksgefühl und die Befriedigung in sich auf, Ihr Ziel erreicht zu haben, Ihrem Körper die Form gegeben zu haben, die Sie sich immer schon wünschten.

Bevor Sie die Sitzung beenden, sagen Sie sich, daß Ihr Gewebe bis zur nächsten Sitzung aktiv bleiben wird. Alles wird auch weiterhin immer besser im Fluß bleiben. Sehen Sie, wie Sie selbst diese Imagination regelmäßig betreiben und sich dabei in einem wachen und aufmerksamen Zustand befinden. Atmen Sie dann ein paarmal tief durch und öffnen Sie die Augen.

Zusätzliche Visualisierungstechniken

Mit Hilfe von Licht ● Stellen Sie sich einen strahlendweißen oder golden leuchtenden Ball in Ihrem Solarplexus (Sonnengeflecht) vor. Sehen Sie, wie sich dieser Lichtball ausbreitet und auf all die Bereiche hin ausdehnt, die Sie verändern wollen. Sehen Sie, wie er heller und immer heller wird und jede einzelne Zelle durchdringt, während er sie reinigt und heilt.

Mit Hilfe von Farbe ● Stellen Sie sich die Cellulite-Zonen in Farbe vor – zum Beispiel in einer dunklen Rotschattierung, um den Stauungszustand darzustellen. Sehen Sie, wie die Bereiche langsam heller werden, was bedeutet, daß sich der Stauungszustand langsam auflöst. Sehen Sie, wie der Bereich langsam von der Dunkel- zur Hellfärbung überwechselt, wie er ein zartes Rosa annimmt, das für gesundes und besseres Gewebe steht.

Mit Hilfe Ihrer Hände ● Legen Sie Ihre Hände sanft auf die Bereiche, auf die Sie sich konzentrieren wollen. Stellen Sie sich einen kräftigen Lichtstrahl wie einen Laserstrahl vor, der Ihren Händen entströmt und das Gewebe durchdringt. Sehen Sie, wie der Strahl den Stauungszustand lockert und auflöst. Bewegen Sie Ihre Hände langsam über den gesamten Bereich, lassen Sie sie dann in kontrollierten schwungvollen Bewegungen zum Bauch hin wandern; stellen Sie sich Ihre Hände dabei als Magneten vor, die das gelockerte und aufgelöste Material anziehen und mit sich fortreißen. Sehen Sie, wie diese Rückstände abgezogen werden. Und sehen Sie schließlich, wie der Bereich fest und glatt wird.

Anwendung von Visualisierungsprinzipien
Visualisierung kann in vielen Fällen sehr nützlich sein. Sie müssen diese wirkungsvolle Technik auch nicht auf die regulären Visualisierungssitzungen beschränken. Sie können Sie zur Untermauerung der übrigen Teilschritte Ihres Programms einsetzen, so zum Beispiel, während Sie eine Creme oder Körperlotion auftragen. Stellen Sie sich weiße Energie vor, wie sie Ihr Gewebe durchdringt, während sie es reinigt und erneuert. Sehen Sie dabei gleichzeitig vor Ihrem geistigen Auge, wie glatt und fest Ihre Haut ist.

Lassen Sie während des Körperübungsprogramms die Bereiche vor Ihrem Auge sichtbar werden, die Sie einer größeren Festigkeit und besseren Form halber trainieren. Sehen Sie zum Beispiel, wie Ihre Bauchmuskulatur bei Kontraktion erglüht und bei Entspannung blaß wird. Stellen Sie sich beim Gehen vor, wie Ihre tiefen Atemzüge reinigenden und nährenden Sauerstoff durch das gesamte Gewebe zu jeder Zelle transportieren. Sehen Sie beim Ausatmen, wie die mit Sauerstoff verbundenen, aufgelösten Abfallprodukte abtransportiert werden. Sehen Sie beim Gehen, wie Ihr Körper oder ein bestimmter Körperbereich gefestigt und geglättet wird. Fühlen Sie, wie sich alles strafft. Diese letzte Sequenz wird Ihnen aufgrund der durch das Gehen bewirkten Durchblutungssteigerung sehr leicht fallen.

Und lassen Sie sich schließlich ganz von dem Glücksgefühl, dem Stolz und der Befriedigung tragen, Ihr Ziel erreicht zu haben.

Suggestion

Visualisierung und Suggestion gehen Hand in Hand. Diese Technik der inneren Verbalbeeinflussung läßt sich der verstärkenden Wirkung wegen zusammen mit der Visualisierung einsetzen. Sie können die Suggestion zum Bestandteil der Visualisierungssitzung machen und / oder sie den ganzen Tag über, vor allem während Routinearbeiten oder während Sie Sport treiben, immer wieder als Gedächtnishilfe einsetzen.

Bei der Suggestion bzw. Autosuggestion arbeiten wir mit Wörtern anstelle von Bildern, um den Geist zu beeinflussen – dabei wird eine ganze Reihe von Anweisungen für innere Körpervorgänge ausgegeben. Auf diese Weise programmieren Sie Ihren eigenen Biocomputer, um ein bestimmtes Ziel zu erreichen. Genau wie manche von uns stärker auf visuelle Reize ansprechen, sprechen andere ganz besonders gut auf Worte an. Die Kombination aus Visualisierung und Suggestion ist am wirksamsten, wenn sie auf die individuellen Bedürfnisse und Vorlieben zugeschnitten ist.

Sie können die Suggestivaussagen immer wieder still vor sich hin sprechen oder sorgfältig zum Beispiel zehn- bis fünfzehnmal aufschreiben. Eine solche Wiederholung ist nötig, damit sich die Botschaft «setzen» kann. Bei den Suggestivsätzen soll es sich immer um ganz simple und klare Aussagen handeln, die alle negativen Gedanken wegwischen und durch positive geistige Anleitungen ersetzen. Sie sind immer kurz und positiv: «Meine Cellulite bildet sich zurück», «Mein Körper wird glatter und fester», «Ich ernähre mich richtig und bewege mich regelmäßig».

Wenn Sie Ihre Suggestivsätze auf einen Notizblock oder auf Karteikärtchen schreiben, oder wenn Sie die Sätze einfach immer wieder stumm vor sich hin sprechen, dann tun Sie das nicht mechanisch. «Fühlen» Sie statt dessen den Inhalt der Sätze, lassen Sie Ihren Geist von jedem Wort durchdringen. Halten Sie die Aussagen immer im Präsens, so, als hätten Sie Ihr Ziel bereits erreicht.

Sie sollten die Suggestivsätze morgens, wenn Sie aufstehen, und abends beim Zubettgehen stets wiederholen. Sie können Sie aber auch tagsüber beim Gehen, Schwimmen, während der Dehnübungen oder der Hausarbeit wiederholen bzw. nachlesen. Aber denken Sie immer daran: Beten oder lesen Sie Ihre Sätze nicht einfach herunter wie eine Litanei. Die Suggestion kann nur wirksam werden, wenn Sie die Bedeutung, den Inhalt jeder Aussage auch «fühlen». Dann und nur dann können Sie damit in einen wirkungsvollen und einflußreichen geistigen Dialog mit sich selbst treten.

Teil III

Zusätzliche Maßnahmen

Denken Sie stets daran, daß die in diesem dritten Teil vorgestellten Maßnahmen – Obst- und Gemüsekur, Reflexzonentherapie und Liposuktion, das heißt Fettabsaugung – Zusatzoptionen sind, die das Grundprogramm nur ergänzen, nicht aber ersetzen können.

Kapitel 9
Die Obst- und Gemüsekur

Obst und Gemüse sind, wie bereits ausgeführt, von unschätzbarem Wert, was ihre reinigende, entgiftende und revitalisierende Wirkung auf den gesamten Organismus angeht. Diese Kur ist eine der besten Methoden, um das Gleichgewicht im Körper wiederherzustellen und gleichzeitig die Lebenskräfte zu erneuern, den Verstand zu klären und den Geist zu erleuchten.

Bei den meisten von uns ist von Zeit zu Zeit eine Art körperlicher Frühjahrsputz vonnöten, und zwar ganz einfach deshalb, weil wir im allgemeinen dazu neigen, unseren Organismus mit zu vielen schweren und weiterverarbeiteten Nahrungsmitteln, zu vielen schwer verdaulichen Kombinationen, zuviel Salz, Zukker, Fett und Eiweiß zu überlasten. Ist diese Kur auch nicht zum Gelingen Ihres Anti-Cellulite-Programms erforderlich, so empfehle ich sie doch jedem, der das Gefühl hat, insgesamt etwas für seine Gesundheit und Vitalität tun zu müssen.

Zwar ist es richtig, daß der Körper mit der Fähigkeit zur Selbstreinigung ausgestattet ist – diese jedoch untergraben wir durch unseren Lebensstil. Tag für Tag führen wir uns neue Giftstoffe und Abfallprodukte zu, ohne etwas zu deren späterer Entsorgung beizutragen. Und ganz unwillkürlich nehmen wir auch ständig – über die Atemluft oder das Trinkwasser – eine große Zahl von Umweltgiften auf. Das Ergebnis sind mehr Abfallprodukte, als der Körper vertragen kann. Dieses Zuviel an Abfallprodukten zusammen mit einem schlechten Blut- und Lymphkreislauf ist weitestgehend verantwortlich für körperliche und geistige Ermüdung. Darüber hinaus beeinträchtigen diese Abfallprodukte die Verdauungsfunktion und Nährstoffabsorption. Mögliche Folgen sind Wasserretention, Aufgeblähtsein, unreine Haut und steife Muskeln. Wir sind nicht eigentlich krank und doch auch nicht richtig gesund. Und schließlich arbeiten wir damit einer vorzeitigen Alterung und der Bildung einer Cellulite in die Hände.

Es ist praktisch unmöglich, sämtlichen Nutzen und alle Vorteile, die aus dieser inneren Reinigung erwachsen, lückenlos aufzulisten. Doch überschäumende Energie und sprühende Vitalität stünden sicherlich ganz oben auf einer solchen Liste. Sie sind der natürliche Lohn einer effizienten Verdauung, optimalen Nährstoffausnutzung und zügigen Ausscheidung von Abfallprodukten. Eine reinere und jünger aussehende Haut, gesündere Haare und Nägel sowie ein verbesserter Muskeltonus gehören zu den sichtbaren Ergebnissen. Der Blutkreislauf kommt auf Touren, die Lymphe zirkuliert freier. Und schließlich bildet sich auch die Cellulite merklich zurück.

Mit der Obst- und Gemüsekur geben wir dem Körper die Möglichkeit, wieder das zu tun, wozu er von Natur aus befähigt ist. Indem wir die angestauten Abfallprodukte und Giftstoffe aus den Organen und dem Gewebe entfernen, reinigen wir unsere innere Umwelt und ermöglichen wieder eine optimale Zellfunktion.

Nicht nur, daß Sie sich dank der Kur leichter und schlanker fühlen werden (da Sie im Verlauf der Kur möglicherweise ein paar Pfund abnehmen werden, auch wenn dies nicht das Hauptziel ist), Sie werden vor allen Dingen auch psychologischen Nutzen daraus ziehen. Sie werden die Nahrungsmittel weitaus kritischer beurteilen, die Sie verzehren, und sie dadurch sehr viel sorgfältiger und nach strengeren Kriterien auswählen. Das Ergebnis: Ihr Speiseplan wird sehr viel mehr dazu geeignet sein, Sie bei blendender Gesundheit und frei von Cellulite zu halten. Deshalb eignet sich diese Kur auch bestens als Starthilfe für Ihr neues Ernährungsprogramm, vor allem wenn Sie selbst merken, daß Ihre Disziplin, alten schlechten Gewohnheiten abzuschwören, sonst nicht ausreicht.

Diese Kur zeichnet sich unter anderem vor allem durch flexible Anwendbarkeit aus, und Sie können das zehntägige Grundprogramm problemlos Ihren individuellen Bedürfnissen anpassen. Der maximale Nutzeffekt läßt sich natürlich nur mit dem empfohlenen Programm, so wie es hier vorgestellt wird, ziehen. Sie können die Kur aber auch zu kürzeren «Minikuren» abwandeln. Viele Leute, die dieses Programm einmal ausprobiert haben, greifen regelmäßig ein-, zweimal im Jahr darauf zurück. Andere wiederum nutzen ein ruhiges Wochenende, um einmal drei Tage mit ihren normalen Ernährungsgewohnheiten zu brechen. Wieder andere schließlich wählen einen dritten Weg, indem sie einmal in der Woche oder im Monat nur frisches Obst und rohes Gemüse essen sowie nur diese köstlichen Säfte trinken. Gleichgültig, für welchen Weg Sie sich entscheiden, Sie werden in jedem Fall davon profitieren.

Die Selbstreinigung Ihres Körpers kann, darauf müssen Sie vorbereitet sein, Reaktionen wie Schwindel, Müdigkeit, Kopfschmerzen und sogar Muskel- und Gelenksteifigkeit hervorrufen. Diese Symptome treten jedoch nicht bei jedem auf. Sollte dies aber bei Ihnen der Fall sein, dann besteht kein Grund zur Sorge, da es eine ganz normale Reaktion des Körpers auf die innere Reinigung ist. Haben Sie Kopfschmerzen, oder fühlen Sie sich durcheinander, dann ruhen Sie sich am besten ein Weilchen in einem ruhigen, dunklen Raum aus, oder wenden Sie die Atemtechniken aus Kapitel 6 an, um die Beseitigung der Abfallprodukte zu beschleunigen. Außerdem sollten Sie Ihren Wasserkonsum noch steigern, um die Ausschwemmung der Giftstoffe zu fördern. Denken Sie auch daran, daß Ihr Körper große Energiemengen zur Selbstreinigung aufbringen muß; belasten Sie ihn deshalb nicht noch mehr durch ein zu anstrengendes Körpertraining. Lassen Sie es während des Reinigungsprozesses einfach in allen Punkten langsam angehen – und Sie werden bald schon über Energie im Überfluß verfügen.

Die Zehn-Tages-Kur

Wenn Sie sich bereits ausgewogen ernähren, werden Sie die
Obst- und Gemüsekur ohne besondere Vorbereitung durchführen können. Vielleicht sollten Sie aber, da es die Kur in sich
hat, vor Beginn Rücksprache mit Ihrem Arzt halten. Wenn Ihre
normale Kost reich an tierischen Produkten (Fleisch und Milchprodukten) und weiterverarbeiteten Nahrungsmitteln ist, sollten Sie sich vielleicht, um unangenehme Reinigungsreaktionen
zu vermeiden, erst langsam auf die Kur vorbereiten, indem Sie
mindestens zwei Wochen vorher die in Kapitel 5 ausgeführten
Ernährungsrichtlinien äußerst gewissenhaft befolgen.

Hier nun das Programm, so wie es Ihnen einen maximalen
Nutzeffekt beschert. Beherzigen Sie während der zehn Tage die
folgenden Empfehlungen:

- Schalten Sie sämtliche Stimulanzien wie Kaffee, Tee (ausge-
  nommen Kräutertees) und Alkohol aus. Verzichten Sie mit
  Ausnahme verschriebener Medikamente auf alle unnötigen
  Arzneimittel wie Aspirin oder Tranquilizer.
- Trinken Sie vor dem Aufstehen und dem Zubettgehen ein
  Glas warmes Wasser mit frischgepreßtem Zitronensaft (eine
  halbe Zitrone) oder eine Tasse Kräutertee mit einem Spritzer
  Zitrone. (Können Sie auf ein Süßungsmittel nicht verzichten,
  nehmen Sie eine Spur Honig.)
- Trinken Sie jede Menge klares Wasser – mindestens acht Glä-
  ser pro Tag.
- Trinken Sie nur frischgepreßten Obst- und Gemüsesaft, kei-
  nen Saft aus Flaschen, Dosen oder Tüten.
- Essen Sie unbedingt langsam, und kauen Sie äußerst gründlich. Nehmen Sie beim Trinken nur kleine Schlucke.

Die Kur in der Praxis

Dieses Programm setzt sich zusammen aus fünf reinen Obst- und Gemüse-Tagen (Tage 1, 3, 5, 7, 9), einem reinen Obst-Tag (Tag 2) und vier Ergänzungstagen (Tage 4, 6, 8, 10).

Tage 1, 3, 5, 7, 9: Obst und Gemüse

Frühstück ⬥ Hier können Sie Obst in Hülle und Fülle essen: frisches Obst, Obstsalat, Fruchtshake oder püriertes Obst. Außerdem können Sie noch ein großes Glas frischgepreßten Obstsaft trinken. Den Obstsalat können Sie mit einem Dressing aus frischem Obstsaft oder frisch im Mixer pürierten Früchten (frischer Orangen- oder Apfelsaft zusammen mit Erd- und Himbeeren oder Ananas) zubereiten. Nach Belieben können Sie auch eine spezielle Obstsorte geschmacklich in den Vordergrund stellen; eine gute Wahl aufgrund ihrer spezifischen Reinigungseigenschaften wären Trauben, Ananas, Wassermelone, Mango, Kiwi oder Papaya, wenn möglich alle reif. Bananen sollten Sie nur bedingt essen, da sie zu einem Großteil aus Stärke bestehen und deshalb die Reinigungseigenschaften der anderen Obstsorten beeinträchtigen.

Trinken Sie eine Viertelstunde vor dem Mittagessen ein Glas frischgepreßten Obst- oder Gemüsesaft.

Mittagessen ⬥ Diese Mahlzeit kann aus einem großen Rohkostsalat bestehen; nehmen Sie dazu so viele Gemüsesorten, wie Sie mögen, und garnieren Sie ihn reichlich mit Sprossen. Eine halbe Avocado oder einige Samen (Sonnenblumen, Kürbis, Sesam) und Nüsse (Mandeln, Pinienkerne) sind eine schöne Ergänzung. Nehmen Sie als Dressing Zitronensaft oder kaltgepreßtes Olivenöl (oder ersatzweise Saflor- oder Sonnenblumenöl). Sie können die Mahlzeit auch um eine der Rohkostsuppen aus Kapitel 5 bereichern.

Eine Tasse Obstpüree oder Rohkostsuppe eine Viertelstunde

vor der Mahlzeit wäre eine ideale Vorspeise. Wenn Ihnen das lieber ist, können Sie aber auch einfach ein großes Glas frischen Obst- oder Gemüsesaft trinken.

Abendessen • Abends können Sie nochmals einen großen Rohkostsalat zubereiten; er sollte sich aber von den Zutaten her von dem zu Mittag verzehrten möglichst stark unterscheiden. Sie können aber auch eine Auswahl leicht gedünstetes Gemüse (mit einem kräftigen Spritzer frischer Zitrone) und vorneweg einen frischen Salat oder eine Rohkostplatte essen. Eine ebenfalls ausgezeichnete Wahl für das Abendessen wäre ein großer Obstsalat. Merke: In diesem Programm sind Mittag- und Abendessen austauschbar, je nachdem, was günstiger ist für Sie.

Gegen den kleinen Hunger zwischen den Mahlzeiten essen Sie frisches Obst und / oder rohes Gemüse oder trinken deren frischgepreßten Saft. Aber lassen Sie zwischen den einzelnen Snacks immer etwas Zeit verstreichen, am besten ein bis zwei Stunden, da Sie Ihren Verdauungstrakt mit pausenlosem Essen nur unnötig belasten.

Tag 2: Reiner Obsttag

Anstelle der üblichen Mahlzeiten sollten Sie an diesem Tag alle zwei Stunden etwas Obst essen. Alle oben angeführten Obstalternativen gelten auch hier: frisch, als Salat, als Shake, Püree oder Saft.

Tage 4, 6, 8, 10: Zusatztage

Frühstück • Diese Mahlzeit sollte im wesentlichen genauso aussehen wie an den Tagen 1, 3, 5, 7 und 9. Denken Sie daran, daß diese vier Tage auch noch mit zur Kur gehören, und ein Frühstück bestehend aus frischem Obst (in einer Zubereitung Ihrer Wahl) sorgt für die Kontinuität der Reinigungsfunktion.

Mittag- und Abendessen • Das Schwergewicht sollte hier auf Gemüse liegen, das allerdings nicht nur roh verzehrt werden muß. Sie können es auch dünsten oder in der Wok-Technik garen und mit einer kleinen Portion Naturreis, Vollkorncouscous oder Hülsenfrüchten wie Linsen servieren; möglich wären aber auch ein, zwei Scheiben Vollkornbrot. Stärkehaltige Produkte werden an diesen Zusatztagen als Energielieferanten mit in den Speiseplan aufgenommen. Entscheiden Sie sich jedoch für eine gekochte Mahlzeit, nehmen Sie als Vorspeise immer etwas Rohes, wie einen frischen, knackigen Salat, eine Rohkostsuppe oder ein großes Glas frischgepreßten Saft. Sollen auch während der Kur keine tierischen Produkte verzehrt werden, so sind an diesen Tagen doch kleine Mengen fettarmer Naturjoghurt erlaubt.

Wie Sie sicherlich inzwischen festgestellt haben, ist Kalium Hauptbestandteil dieser Kur – und das aus guten Gründen. In größeren Mengen und über den Tag verteilt genossen, wird dieses wertvolle Mineral den Reinigungsprozeß anregen und die nötige Power liefern, um ihn in Gang zu halten.

An allen zehn Tagen

• Führen Sie morgens und abends Hautbürstungen durch.
• Führen Sie die in Kapitel 6 beschriebenen Atemtechniken aus.
• Trainieren Sie täglich, aber in Maßen – dreißig bis vierzig Minuten Gehen sind ideal –, aber in einem etwas langsameren Tempo als normal.
• Legen Sie sich zweimal täglich eine Viertelstunde auf das Schrägbrett, und führen Sie einen längeren (zumindest fünf Minuten) Schulterstand aus.

Diese vier Maßnahmen unterstützen die Lymphdrainage und intensivieren den Nutzeffekt der Kur.

Salzbäder

Sie können während Ihrer Kur auch zwei- oder dreimal, etwa jeden zweiten Tag, dieses Spezialbad nehmen. Es ist ganz einfach und doch wunderbar entspannend und wirksam.

Lassen Sie sehr warmes bis angenehm heißes Wasser in Ihre Wanne laufen, und geben Sie zwei Pfund Bittersalz hinzu. Legen Sie sich dann eine Viertelstunde ins Wasser und massieren Sie Ihren gesamten Körper von den Füßen an aufwärts. Trocknen Sie sich danach rasch ab, und gehen Sie sofort zu Bett. Decken Sie sich gut warm zu (vielleicht noch mit einer zusätzlichen Decke), und schwitzen Sie ordentlich. Dieses Bad wirkt durchblutungsfördernd und unterstützt die Ausscheidung von Abfallprodukten durch die geöffneten Hautporen.

Kapitel 10
Reflexzonentherapie

Dieses Therapieverfahren ist alt und neu zugleich. Viele alte Kulturen, wie die der alten Ägypter und Chinesen, kannten und pflegten die Lehre von den den Körper durchziehenden Energiezonen. Und die Massage von Händen und Füßen, um den Fluß der Körperenergie zu harmonisieren, gehörte bei ihnen zum allgemeinen Kulturgut. Die Reflexzonenmassage oder -therapie hat in den vergangenen Jahren zunehmend an Beliebtheit gewonnen. Die Behandlung durch einen erfahrenen Reflexzonentherapeuten kann Ihnen vom Kopf bis zu den Zehenspitzen zu Wohlbefinden verhelfen und gleichzeitig viele physiologische Funktionen verbessern.

Gemeinsam ist der alten Lehre und deren moderner Auslegung der Glaube an das Vorhandensein von Reflexzonen an den Fußsohlen, die mit allen großen inneren Organen, Drüsen und Körperbereichen korrespondieren. Durch Stimulierung dieser genau festgelegten Reflexpunkte an den Fußsohlen läßt sich die Funktionsfähigkeit und das harmonische Miteinander der entsprechenden, das heißt damit korrespondierenden Organe und Körpersysteme verbessern. Die Reflexzonentherapie hilft der Natur also, die Körperfunktionen auf eine absolut sichere und nichtinvasive Art und Weise zu normalisieren und zu fördern.

Den Reflexzonentherapeuten zufolge gibt es zehn Energiezonen – auf jeder Körperseite fünf –, die den gesamten Körper vom Kopf bis zu den Zehen durchziehen; sie enden in jedem Fuß und laufen die Arme bis zu den Fingerspitzen hinunter. Indem diese Reflexzonen auf den Fußsohlen massiert werden und selektiv Druck ausgeübt wird, kann auf die ihnen zugeordneten Körperbereiche gezielt Einfluß genommen werden.

Im Rahmen der Cellulite-Rückbildung vermag die Reflexzonen-therapie:

● die gesamten Körperfunktionen zu harmonisieren
● die Auswirkungen von Anspannung durch Herbeiführung eines Zustands der tiefen Entspannung zu lindern
● die Funktionsfähigkeit von Kreislauf, Lymphfluß, Verdauung, Ausscheidung und anderer Körpersysteme zu verbessern
● den Körper bei der Reinigung von Giftstoffen und Abfallpro-dukten zu unterstützen
● die Wasserretention rückzubilden bzw. einzudämmen
● die Drüsenfunktion zu verbessern
● tiefen und erholsamen Schlaf zu fördern

Wie alle anderen Massagetechniken auch, ist die Reflexzonen-therapie am wirksamsten, wenn sie durch einen erfahrenen The-rapeuten ausgeführt wird. Großer Sachverstand gepaart mit ebensolcher Erfahrung führen mit Sicherheit zu den allerbesten Ergebnissen. Wollen Sie jedoch die Vorzüge einer Reflexzonen-therapie lieber in der angenehmen und privaten Atmosphäre Ihrer eigenen vier Wände genießen, helfen Ihnen sicherlich die folgenden Empfehlungen zur Do-it-yourself-Version:

Setzen Sie sich bequem hin. Legen Sie einen Fuß mit angewin-keltem Knie auf den Oberschenkel des anderen Beins. Drücken Sie mit dem Daumen einer Hand die Reflexpunkte von der Ferse bis zur Zehe hin. Nachdem Sie mit dem Daumen so über die gesamte Fußsohle gewandert sind, konzentrieren Sie sich auf den Mittelbereich, in dem sich besonders viele Reflexpunkte be-finden, die für die Cellulite von Bedeutung sind. Wenden Sie sich nun dem Fußrücken zu, indem Sie mit Ihren Fingern massie-rend von den Zehen bis zum Spann wandern. Beschließen Sie die Massage, indem Sie die Lymphdrainagepunkte, die sich vom Innen- bis zum Außenknöchel ziehen, behandeln. Bearbeiten Sie nun den Gegenfuß in derselben Weise.

Zum Abschluß zwei Tips, die den Nutzeffekt jeder Reflexzonentherapie – ob von professioneller oder Laienhand durchgeführt – noch steigern:

● Atmen Sie während der gesamten Sitzung normal; atmen Sie von Zeit zu Zeit tief ein und kraftvoll aus.
● Trinken Sie nach der Behandlung ein großes Glas reines Wasser, um die Giftstoffausschwemmung zu unterstützen.

Wollen Sie die Reflexzonenmassage, nachdem Sie sie als attraktiv und sinnvoll befunden haben, in Ihr Anti-Cellulite-Programm aufnehmen, können Sie sich das nötige Wissen hierzu anlesen; die Literatur zu diesem Thema ist recht umfangreich. Die Lektüre wird einerseits die Qualität Ihrer Selbstbehandlung daheim verbessern und andererseits vielleicht dazu anregen, sich in fachmännische Behandlung zu begeben.

Kapitel 11
Liposuktion – Möglichkeiten
und Grenzen

Auch die plastische Chirurgie kommt hier zum Einsatz. Die Liposuktion, das heißt die Fettabsaugung, hat vielen Frauen erst den nötigen Ansporn gegeben, sich ihr Idealgewicht zu erarbeiten, und ihre Figurprobleme zu einem Großteil gelöst. Kann die Liposuktion auch kein Ersatz für eine vernünftige Ernährung und regelmäßige körperliche Betätigung sein, so verschafft sie manchen Frauen jedoch eine bessere, erfolgversprechendere Ausgangsbasis für eine gesündere Lebensweise. Und in manchen Fällen ist sie das I-Tüpfelchen, das verschiedene Unvollkommenheiten oder Störungen zum Verschwinden bringt, deren Korrektur sonst eine schier übermenschliche Anstrengung erfordert hätte.

Schon viele haben von der Liposuktion profitiert, wohingegen andere ihre Entscheidung, ihren Körper chirurgisch «richten» zu lassen, bereuten. Wieder andere haben jeden positiven Effekt des Eingriffs zunichte gemacht, indem sie es versäumten, die tatsächlichen Ursachen der zugrundeliegenden Störung anzugehen.

Liposuktion ist, auch wenn sie nach außen hin simpel aussieht, weder ein besonders einfaches noch besonders spektakuläres Verfahren. In erster Linie erfordert diese Technik viel Geschicklichkeit und Erfahrung sowie ästhetisches Feingefühl von seiten der Chirurgen. Erkundigen Sie sich deshalb gründlich nach einem anerkannten und erfahrenen Arzt, und unterhalten Sie sich möglichst auch mit früheren Patienten, die offen und ehrlich über ihre Erfahrungen sprechen. Denken Sie immer daran, daß die Liposuktion nur so erfolgreich sein kann wie der sie ausführende Chirurg.

Bei der Liposuktion wird lebendes Gewebe buchstäblich neu

geformt und gestaltet. Das Ergebnis kann sich unmittelbar einstellen und spektakulär sein oder aber ziemlich katastrophal ausfallen – je nach den Erwartungen des Patienten und den Fähigkeiten des Chirurgen. Kommt es auch nur zu minimaler Narbenbildung und erholt sich der Patient auch recht schnell von dem Eingriff, so kann doch einiges andere schiefgehen: So können Dellen, Hohlräume und ungleichmäßige Konturen entstehen und Dauerschäden bei der Entfernung zu vieler Fettzellen.

Voraussetzung für einen optimalen Therapieerfolg ist ein guter Hauttonus: Die Haut muß elastisch genug sein, um sich nach Entfernung der überschüssigen Fettzellen den neuen Konturen anpassen zu können. Vor allem darf die Liposuktion auch nicht als Ausweg aus der Fettleibigkeit gesehen werden. Tatsächlich sollte der Patient nicht mehr als fünf bis zwanzig Pfund über Idealgewicht haben, bevor dieses Verfahren in Betracht kommt. Am besten funktioniert es in bestimmten Körperbereichen mit festabgegrenzten Fettpolstern. Der gesamte Unterkörper läßt sich so jedoch nicht schlankschrumpfen.

Am häufigsten wird die Liposuktion an den äußeren Oberschenkeln und dem Unterbauch vorgenommen. Ein geschickter Chirurg kann in diesen Problemzonen wahre Wunder wirken, indem er hartnäckiges Fettgewebe, das möglicherweise auf diätetische Maßnahmen oder Gymnastik nicht oder zumindest nicht so schnell wie gewünscht anspricht, entfernt. Doch vergessen Sie nicht, daß die Liposuktion keine Hautunebenheiten und -unregelmäßigkeiten glätten kann. Cellulite, in der von uns beschriebenen Form und gegebenen Definition, läßt sich also auf diese Weise nicht entfernen. Zur Zeit, da dieses Buch entstand, wurden neue Techniken zur Verbesserung der oberflächlichen Hautbeschaffenheit entwickelt. Da sich diese Methoden jedoch noch im Versuchsstadium befinden, liegen auch noch keine Langzeitbeobachtungen und -ergebnisse vor.

Bei der Liposuktion spielt das Alter des Patienten eine weit geringere Rolle als der allgemeine Gesundheitszustand, das Gewicht und der Hauttonus. Mit diesem Verfahren werden tatsächlich Zentimeter und nicht Pfunde abgetragen. Während die Körpersilhouette insgesamt verbessert wird und man nun – bekleidet – eine insgesamt bessere Figur macht, muß das die Cellulite nicht zwangsläufig signifikant zurückbilden. Denn, wie bereits in der Einführung angesprochen, es gibt bis heute noch keine Wunderkuren und -mittel gegen Cellulite. Sie ist und bleibt eine Störung, die sich am wirksamsten von innen heraus behandeln läßt. Ein chirurgischer Eingriff wie die Liposuktion kann hier, und das auch nur in manchen Fällen, allenfalls eine ausgezeichnete Motivationshilfe sein.

Wenn Sie die Grenzen der Liposuktion erkannt und verstanden haben und sich dennoch für dieses Verfahren entscheiden, dann lassen Sie bei der Auswahl des in Frage kommenden Instituts bzw. des ausführenden Chirurgen unbedingt größte Sorgfalt walten. Schrauben Sie Ihre Erwartungen nicht zu hoch, und denken Sie daran, daß dieses Verfahren die größten Erfolgsaussichten hat, wenn es von den grundlegenden Änderungen der Lebensgewohnheiten, wie sie in diesem Buch empfohlen werden, begleitet wird.

Nachwort

Sie haben nun die besten Voraussetzungen für ein gesundes und cellulitefreies Leben und sind im Besitz des nötigen Rohmaterials, um nicht nur Ihre Figur, sondern auch Ihre Einstellung zu Ihrer Gesundheit, Fitneß und Vitalität zu verändern. Alles weitere liegt nun allein in Ihrer Hand.

Voll der Hoffnung und Zuversicht, lasse ich Sie an meinem gesammelten Wissen über Cellulite teilhaben. Beherzigen Sie alle Empfehlungen und Richtlinien, und Sie werden bald schon nicht nur in den Genuß eines straffen und glatten Körpers kommen, sondern durch das Wissen um Ihre neugewonnene Kontrolle über sich selbst mehr Selbstbewußtsein und -vertrauen erlangt haben. Nie wieder werden Sie Opfer irgendwelcher Mode- und Trenderscheinungen sein, bei denen Sie sich energielos, entmutigt und, was das schlimmste ist, genau an dem Punkt wiederfinden, an dem alle Bemühungen immer wieder ihren Ausgang nehmen.

Denken Sie daran, daß Sie geduldig sein müssen. Jetzt, in Ihrem neuen Bemühen um vollkommene körperliche Harmonie, folgen Sie einem neuen Fahrplan: dem der Natur selbst. Sobald Sie damit begonnen haben, all Ihr neuerworbenes theoretisches Wissen in die Praxis umzusetzen, werden Sie stetig Fortschritte machen und mit Stolz statt ängstlichem Zaudern in den Spiegel blicken. Wenn Sie Ihren sich immer schöner, gesünder und kräftiger entwickelnden Körper sehen, werden Sie sich wundern, wie leicht dies zu erreichen Ihnen im Grunde gefallen ist.

Ich wünsche Ihnen viel Erfolg bei Ihren Bemühungen – und bin davon überzeugt, daß Ihr Erfolg von einem tiefen Glücksgefühl begleitet sein wird.

Danksagung

- Mein größter Dank gilt meiner langjährigen Freundin Jan Rosenthal für ihre Hilfe und Unterstützung.
- Herzlich danken möchte ich auch Rita Ross, die mir bei der Materialbeschaffung eine große Hilfe war.
- Ein ganz besonderes Dankeschön auch dem Team von Villard Books, vor allem an Diane Reverand für ihren Enthusiasmus und Weitblick.
- Und schließlich werde ich meiner Leserschaft auf ewig dankbar sein. Heute, so viele Jahre nach Erscheinen meines ersten Buchs, will ich die Millionen von Frauen, die es gelesen haben und mir, das heißt meinen Thesen, die ganzen Jahre hindurch treu geblieben sind, meiner Dankbarkeit versichern.

Die Autorin

Die in Frankreich geborene und erzogene und heute in den Vereinigten Staaten lebende Autorin ist eine international anerkannte Expertin auf dem Gebiet der Figurenkontrolle und hat den Begriff der Cellulite in den USA überhaupt erst eingeführt und bekanntgemacht. Mit ihrem 1973 erschienenen Buch *Cellulite: Those Lumps, Bumps and Bulges You Couldn't Lose Before* hat sie der amerikanischen Frau ein Figurproblem, für das es zuvor noch nicht einmal einen Namen gab, in einem völlig neuen Licht gezeigt. Das Buch hatte sofort durchschlagenden Erfolg und wurde in den Staaten zum Bestseller.

Nicole Ronsard sorgte dafür, daß ihre Cellulite-Botschaft über Fernsehen, Radio, Zeitungen und Bücher durch das ganze Land getragen wurde. Dank ihrer Pionierarbeit war der Begriff selbst, der damals zwar in Europa, nicht jedoch in Amerika bekannt war, bald jedem Amerikaner geläufig und veränderte für immer das bis dahin gängige Bild von der weiblichen Figur. Das Wort *Cellulite* fand Eingang in die amerikanischen Wörterbücher und gehört mittlerweile zum festen Wortschatz in der Welt der Gesundheit, Schönheit und Fitneß.

In den darauffolgenden sieben Jahren beschäftigte sich Nicole Ronsard weiterhin mit der Behandlung und dem Studium der Cellulite. Als Besitzerin zweier Schönheitssalons in Manhattan führte sie zwischen 1967 und 1981 verschiedene neue Methoden zur Cellulite-Kontrolle und Körperpflege ein, die mittlerweile in ganz Amerika populär geworden sind.

In den letzten zehn Jahren hat Nicole Ronsard sich mit den der Cellulite zugrundeliegenden Ursachen und der Entwicklung neuer Wege zu deren Bekämpfung beschäftigt. Das Ergebnis ist in diesem Buch zusammengefaßt.

Jeanne Achterberg
Gedanken heilen *Die Kraft der Imagination. Grundlagen einer neuen Medizin*
(rororo sachbuch 8548)
«Die neuen Verhaltens-therapien, die die Imagination in den Mittelpunkt stellen, wie zum Beispiel gelenkte Phantasien, Hypnose und Biofeedback, und denen ein Hauch von Schamanismus anhaftet, haben in kontrollierten Testsituationen ihren Einfluß auf die Immunität bewiesen. Nun, da sich die schwer faßbaren Geheimnisse des menschlichen Geistes zu enthüllen beginnen, spielt sich vor unseren Augen ein faszinierendes, noch nie dagewesenes Drama ab: Das wissenschaftliche Paradigma wechselt, die Metaphern vermischen sich. Es ist ein guter Augenblick zu leben.» *Dr. med. Jeanne Achterberg im Vorwort ihres Buches*

Norman Cousins
Der Arzt in uns selbst *Wie Sie Ihre Selbstheilungskräfte aktivieren können*
Mit einem Vorwort von Heiko Ernst
(rororo sachbuch 9307)
Norman Cousins litt an einer tückischen, äußerst schmerzhaften Knochendegeneration, als er beschloß, sich selbst zu heilen: durch Höchstdosen von Vitamin C und – Lachen. Zur Verblüffung aller Fachleute war seine Therapie tatsächlich erfolgreich. In *Der Arzt in uns selbst* beschreibt der renommierte Journalist seinen sensationellen Heilungsprozeß, der die Wegscheide in der modernen Medizin markiert.

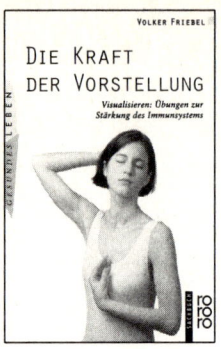

Volker Friebel
Die Kraft der Vorstellung
Visualisieren: Übungen zur Stärkung des Immunsystems
(rororo sachbuch 9959)
Der Diplompsychologe Dr. Volker Friebel bietet nicht nur eine Einführung in das Zusammenspiel von Psyche und Immunsystem. Er beschreibt auch ausführlich, wie die Selbstheilungskräfte des Körpers funktionieren und welche Rolle die Techniken der Visualisierung dabei spielen. Im praktischen Teil des Buches stellt er Übungen vor, die der Entspannung und Stimulierung des Immunsystems dienen.

Ein Gesamtverzeichnis aller lieferbaren Titel der Reihe *rororo gesundes leben* finden Sie in der *Rowohlt Revue*. Jedes Vierteljahr neu. Kostenlos in Ihrer Buchhandlung.

3407/9

Wege zum Wunschgewicht

Carine Buhmann
Beiß nicht gleich in jeden Apfel
700 Tips zur gesunden Ernährung
(rororo sachbuch 9781)
Ein umfassender Ernährungsratgeber aus der Praxis für die Praxis mit zahlreichen Tips und Empfehlungen. Über 700 Fragen aus verschiedenen Bereichen der gesunden Ernährung werden auf kompetente, leichtverständliche Weise beantwortet: von anthroposophischer Ernährung und Makrobiotik über Trennkost sowie viel Interessantes zu Diäten und Abmagerungskuren. Übersichtliche Tabellen und Grafiken sowie ein ausführliches Such- und Sachregister machen das Buch zum wertvollen Nachschlagewerk für Laien und Fachleute.

Helmut F. Kaplan (Hg.)
Warum ich Vegetarier bin
Prominente erzählen
(rororo sachbuch 9675)
«Wahre menschliche Kultur gibt es erst, wenn nicht nur die Menschenfresserei, sondern jeder Fleischgenuß als Kannibalismus gilt.»
(Wilhelm Busch)
«Nichts wird ... die Chancen für ein Überleben auf der Erde so steigern wie der Schritt zu einer vegetarischen Ernährung.»
(Albert Einstein)
«Man darf nicht essen, was ein Gesicht hat.»
(Paul McCartney)

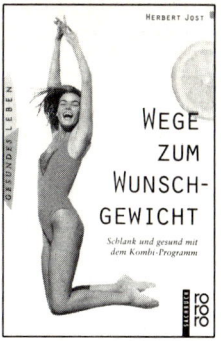

Herbert Jost
Wege zum Wunschgewicht
Schlank und gesund mit dem Kombi-Programm
(rororo sachbuch 9792)
Gehören Sie auch zu denjenigen, die schon viele «Erfolgsdiäten» ausprobiert haben und feststellen mußten, daß sie sehr schnell ihr altes Gewicht wieder erreicht hatten oder sogar mehr wogen als vorher?
Das ist jetzt vorbei!
Mit dem dreiteiligen Kombi-Programm können auch Sie Ihr Wunschgewicht langfristig halten. Durch viele weitere wertvolle Tips erfahren Sie, wie auch ein «Schlemmertag» oder ein «Faulenztag auf dem Sofa» Ihren Gewichtsverlust langfristig nicht gefährden können.

Ein Gesamtverzeichnis aller lieferbaren Titel der Reihe *rororo gesundes leben* finden Sie in der *Rowohlt Revue.* Jedes Vierteljahr neu. Kostenlos in Ihrer Buchhandlung.

rororo gesundes leben

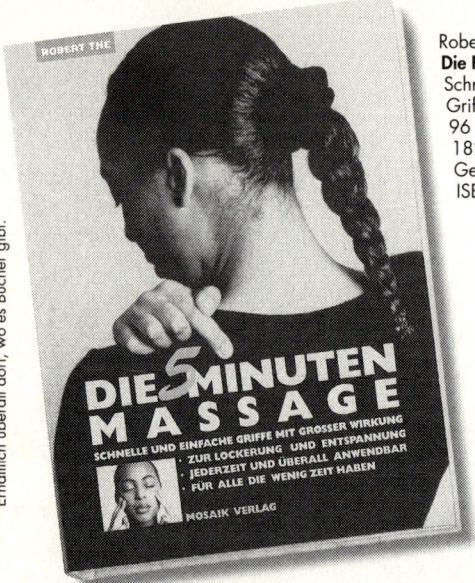
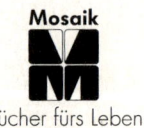